コロナ禍とトリアージを問う

社会が命を選別するということ

土井健司／田坂さつき／加藤泰史 編著

青弓社

コロナ禍とトリアージを問う

社会が命を選別するということ

目次

第2部　命の選別を考える

装丁――北田雄一郎

序文　いまトリアージを考える

土井健司

　新型コロナウイルス感染症がわたしたちの社会と世界に災禍を引き起こしてからすでに二年が経過し、誰しもが「もう十分」と叫びたくなるような忍耐の日々を強いられている。ただし、この間の感染状況は一様だったわけでなく、著しくひどくなる時期もあればかなり緩和した時期もあり、国内であれば旅行でさえ自由になるときもあった。ただ、そのときでもこのまま終息すると楽観視することはできず、そのつど次の波を意識し、常に新型コロナウイルス感染症禍のことを考えざるをえない状況で暮らしている。

　いや、日常生活の不自由よりも、この感染症に罹患した人々が耐えた苦しみはさらにひどく多様で、しばしば後遺症も深刻なものになっている。また新型コロナウイルス感染症患者が経験した医療の現場は、ここ何十年とわたしたちが親しんできたものとは異なっていた。当初は治療法がまったくの手探り状態だったわけだが、加えて感染者数が爆発的に増加することで医療現場が逼迫してしまい、医療資源不足も重なって、満足な医療を受けることができず、重症化した患者は大変だったと聞く。なかには入院したまま看取られることもなく、たった数日でお骨になって帰宅した人もいた。医療従事者も感染リスクにさらされることで緊張を強いられ、コロナ病床をもつ病院ではギリギリの状況が続いたという。そのようななかで「トリアージ」という言葉が使われるようになってきた。戦場や災害現場での治療の優先順位を決めることを意味する言葉だが、コロナ患者の医療現場で、治癒可能性を見据えた効率的な医療とトリアージが必要だというのである。

日本学術会議は第二十五期を二〇二〇年十月からスタートさせたが、第一部哲学委員会の「いのちと心を考える分科会」では「コロナ禍におけるトリアージ」を最初のテーマと定めて審議を開始した。二一年二月には一ノ瀬正樹委員が、続けて四月には安藤泰至委員がそれぞれこのテーマについて報告した。また五月十六日には、生命・医療倫理研究会が出した「COVID-19の感染爆発時における人工呼吸器の配分を判断するプロセスについての提言」[1]の中心メンバーである静岡大学の堂囿俊彦教授、東海大学の竹下啓教授を参考人として招き、審議をおこなった。その結果、賛否さまざまな立場があるなか、世界の事情を考慮して広く議論を共有しようということになり、二一年八月二十九日に公開シンポジウム「コロナ禍におけるトリアージの問題――世界の事例から日本を考察する」をオンライン上で開催した。社会の関心は高く、参加者数は常時百八十人にのぼった。本書は、この一連の委員会とシンポジウムをベースにして構成している。つまり、委員会で報告した一ノ瀬委員と安藤委員、さらに特別に寄稿された島薗進委員、そしてシンポジウムの各登壇者の発表原稿をもとに編集している。なお、このシンポジウムは、日本生命倫理学会基礎理論部会と文部科学省科学研究費補助金基盤研究（S）「尊厳概念のグローバルスタンダードの構築に向けた理論的・概念史的・比較文化論的研究」との共催として実施した。

コロナ禍にあって、医療者が日々どれほど必死で取り組んだとしても、医療資源が不足し、人工呼吸器を備えて人も物資も十分に整った病床が非常に限られているなか、これをどのように配分したらいいのかはときに深刻な問題となることが予測され、また実際そうなったところもあったという。そのため、一方では結果論に焦点を定めてより効率的な医療の実施の必要から、トリアージもやむをえないとする議論がみられる。他方、そのような効率のよさからは漏れてしまう患者がいて、そのいのちの尊厳を守るべきだとする議論もある。コロナ禍とトリアージの問題についてはさまざまな論点があるなか、私自身は、特に以下二つのことを考えている。

第一に、私たちの社会はコロナ禍にあっても決して例外的状態なのではない。つまり戦場でも、事故現場でも災害現場でもなく、実にわたしたちの日常なのである。なぜその日常でトリアージが必要になるのか。その理由は、ひとえに医療資源の不足であるわけだが、しかしコロナ禍が始まった当初はともかく、一年、一年半たっても、なぜまだ医療資源が不足してしまうのか。たとえばマスクは当初不足していたが、その後は豊富に出回るようになっている。ベルトルト・ブレヒトの詩に「労働者から医師への訴え」がある。そのなかに労働者が医師に向けた「肩に痛みがある。あなたは、湿気が原因だと言う。アパートの壁のシミも同じ原因だ。それなら教えてくれ、湿気はどこから来るのか？」[2]という一節がある。労働者が住環境の劣悪さのため肩の痛みに悩まされている。医師はその原因は湿気だと指摘する。それは事実だとしても、ではそもそもその湿気はどこからくるのか、これを問う。こうしてその住環境を改善しなければ、労働者の病気は癒されないのではないかと指摘する。この詩は『スヴェンボルの詩』の一つであり、公衆衛生を専門とするポール・フファーマーの『権力の病理』(3)に引用されている。貧困地域で三十年無償で医療活動をおこなってきたファーマーの実感であったという。コロナ禍に当てはめるなら、人工呼吸器が足りない、人手が足りない、それが事実だったとして、ではどうしてそうなっているのか、そのままでいいのか、と問わざるをえない。たとえコロナ禍が過ぎ去ったとしても、この出来事は感染症というものがわたしたちの社会にとって大きな脅威となることを示した。今後に備えるためにも、この点を改善する必要はないだろうか。

第二に、万一、医療の現場では新型コロナウイルス感染症患者へのトリアージが必要だとしても、それは「やむをえない」ことであって、「やむをえない」ことを「よい」と考えることはできないだろうということ。功利主義的な倫理学はともすれば一人が助かるよりも五人が助かるほうが「よい」と判断するが、それでも一人のいのちが犠牲となるわけで、その犠牲になるいのちへの痛みを帳消しにしてはいけないのではないか。言い換えれば、「やむをえない」ことと「よい」こととを混同してはいけないと考えている。たとえば、仮に戦国大名のことを想像してみよう。この時代の武士たちは結果オーライの行動をとっていたわけで、結果が出せなければ滅亡を意味していた。そのために裏切ったり、見捨てたり、見殺しにすることもしばしばだったはずで、それらはすべて生き残るために「やむをえない」ものだったといえるだろう。それでも彼らが自分の行為を「よい」、善と考えることはなかったのではないか。この人々の信心のなかには戦勝祈願とは別に、裏切られた者、見捨てられた者、見殺しにされた者への供養の気持ちはなかったのだろうか。

トリアージを絶対にしてはならないと言いたいのではない。本当の現場では必要な場合があるだろう。選ばなければ結局誰も救えないことになる、そういう事例は存在するだろう。ただ、これを合理性の名のもとに割り切ることに違和感を覚えるのである。こうした考え方の違いは背景にある社会の志向性の違いなのかもしれないが、少なくとも日本社会には合っていないように思う。とはいえ、どれだけ合理的に考えたとしても、現場の医療従事者は痛みを覚えるだろうし、その痛みは人間としてしかるべきものと思われる。そしてその痛みはスピリチュアルな次元でしか解決できないだろうと思う。いずれにしてもトリアージを「よい」とする考え方にはなじめないのである。

それでも日本の病院は静かだといわれる。欧米やインドで患者が殺到してあふれかえっている病院の映像を目にすると、その差は歴然としている。治癒可能性の観点から空いていてもあらかじめ人工呼吸器を着けない選択、さらには装着している呼吸器を外す選択、またそもそも受け入れないという選択、さまざまな可能性が考えられるが、それでもまだ日本では医療崩壊はしていないのかもしれない。二〇二一年十月に出版された犬養楓の『トリアージ』(4)は、救急の専門医である氏が執筆した小説だが、さすがノンフィクションのようなリアルな筆致と内容で、引き込まれて一気に読んでしまった。このなかで、しかしほかの人に付け替えるため人工呼吸器を外すような事例が語られることはなく、若年の患者のため一定の年齢以上の患者を受け入れる際にICU（集中治療室）の承諾書を取らないといった程度の話はあるが、本当の意味でトリアージに該当する事例は描かれていないように思う。それが日本の現状なのかもしれない、そう感じられた。

トリアージについてはほかの考え方もあるだろうし、いろいろな意見を聞いて学びたい。議論は自由に、そして問題を深めて考えていきたい。なぜなら、どのような考え方であれ、コロナ禍にあってなんとかして「いのち」を大切にしたい、助けたいという思い、この一点は誰しも共有しているはずだからである。

注

(1) 生命・医療倫理研究会「COVID-19の感染爆発時における人工呼吸器の配分を判断するプロセスについての提言」生命・医療倫理研究会、二〇二〇年三月三十日(http://square.umin.ac.jp/biomedicalethics/activities/ventilator_allocation.html)［二〇二一年四月一日アクセス］

(2) ポール・ファーマー『権力の病理――誰が行使し誰が苦しむのか：医療・人権・貧困』豊田英子訳、みすず書房、二〇一二年

(3) 同書七九―八〇ページ

(4) 犬養楓『トリアージ』書肆侃侃房、二〇二一年

第1部　世界の事例から考察する

第1章　コロナ・トリアージと人間の尊厳
――イタリアとドイツの事例に即して考察する

加藤泰史

はじめに――功利主義か義務論か

新型コロナウイルス感染症パンデミックが発生して半年ほどたった状況を後藤玲子は次のように分析している。

確認すべきことは第2に、新型コロナウイルス感染症対策において、医療的トリアージから功利主義的論理へとなだれ込む現象が起こった点である。その典型が、高齢者介護施設等における新型コロナウイルス感染症死亡率の異様な高さに示された（カナダ、ノルウェー、フランス、ベルギー、スウェーデン、アメリカのいくつかの州などで50％を優に超えた(1)。

この分析からみえてくるのは、社会の脆弱性であり、コロナ・パンデミックがとりわけ社会的に周辺化された「高齢者」を直撃している現実である。この現実あるいは矛盾を新型コロナウイルスは逆照射したわけである。それを映像的に鮮烈に伝えたのが、二〇二〇年六月二十八日に放映されたNHKBS1スペシャル『医療崩壊――イタリア・感染爆発の果てに』であった。イタリア麻酔鎮痛集中治療学会（SIAARTI）が発表した「資源が限られた例外的状況下での集中治療の配分に関する臨床倫理的提言（Clinical Ethics Recommendations for the Allocation of Intensive Care Treatments, in Exceptional, Resource-limited Circumstances）(2)」（以下、「(SIAARTI) 臨床倫理的提言」と略記）に基づいた「コロナ・トリアージ」によってイタリア北部のベルガモで医療難民になった「高齢者」の苦悩に満ちた姿を、このドキュメンタリーは印象的に映し出していた。そのなかで「コロナ・トリアージ」が実施されて社会的弱者が切り捨てられ見捨てられて棄民になっていく経過を、この番組は、医療崩壊とはこうした事態に至ることだと残酷なまでに雄弁に伝えていた。それは私たちに一定の恐怖感をもたらしたが、この時点では何かまだ対岸の火事だった。しかし、それはやがて二一年夏に日本でも現実化する。確かに欧米と比較すると、日本の感染者数や死亡率はそれほど高くはなく、むしろ優等生とさえ呼べるだろう。しかし、アジアと比較すると途端に立場は悪くなり、劣等生になってしまう。私たちはこの現実を直視しなければならない。

ここで日本の現実にも目を向けてみよう。日本の場合にはダイヤモンド・プリンセス号の対応にコロナ・パンデミックの問題が凝縮されているといっていい。当時の乗客の一人だった矢口椛子は、「as if like refugees（まるで難民のように）」と題したメールを海外特派員協会に次のように送信している。

海外特派員協会宛て〔原文は英語〕
二〇二〇年二月十六日（日）12：01

まるで難民のように

船上では、COVID-19の爆発的発生（アウトブレイク）はもはやコントロールできません。隔離政策は乗客にとって、肉体的同様精神的に有効な方法ではありません。すべての人に限界が近づいています。（略）厚労副大臣の漠然としたアナウンス以外は政府からの発言はありません。私たちはまるで難民か棄民のようです。多くを犠牲にして働いてくれている乗員、プリンセスクルーズに心から感謝していますが、これは政府の仕事のはずです。(3)

このメールには日本政府のコロナ対応の問題点の本質が明確に示されている。とりあえず二点だけ指摘しておきたい。まず一つは、コロナに感染して社会的弱者になると、政府によって「まるで難民か棄民のよう」にしか扱われなくなって「人権」の保障が届かなくなる、ということである。これは、二〇二一年の夏の医療崩壊で「自宅療養」という名の「入院拒否」を甘受せざるをえなかったコロナ患者の先駆的現象にほかならない。「自宅療養者」という「難民」であり「棄民」である。もう一つは、矢口が日本のメディアではなく海外特派員協会にメールを発信したことである。これは、日本のメディアが日本政府のコロナ対策を本質的な点で適切に批判できていない（または、批判しようとしない）、あるいはむしろ日本政府と癒着して共犯関係にあるのではないか、という不信感に由来する選択である。残念ながら、この予感は現在進行形でもある。

のちに矢口は、「朝日新聞」に投書した文章で次のように指摘するが、ここにはダイヤモンド・プリンセス号と、それゆえにそれ以後の日本政府のコロナ対策の問題点の核心が浮き彫りにされている。

> 先の見えない日々。船室にウイルス検査に来た災害派遣医療チーム（DMAT）に聞いても、全体でどう検査が進んでいるのかすら不明。医療の連携にも不安を覚えました。
>
> ウイルスから国民を守るために協力しなきゃ、とは思っていました。
>
> 乗客が差別を恐れて下船後も身を隠すように暮らす異常事態。DMAT参加者も元の職場で差別されています。「人権侵害になるが隔離にご協力を」と頭すら下げなかった政府の姿勢も、現状の一因だと思います。(4)

すなわち、「人権」の問題である。矢口の「人権侵害になるが隔離にご協力を」という表現は実に言い得て妙であり、ダイヤモンド・プリンセス号だけでなく、日本政府のコロナ対策一般の問題の本質を突いている。しかし日本政府は、頭を下げないどころか「人権」という言葉そのものを一貫して忌避する。そこにはあたかも「人権」の問題も、したがって「人権侵害」の問題もないかのようであり、まさに言葉による問題の隠蔽にほかならない。「退却」を「転進」と言い換えて負け戦を覆い隠すようなものである。

しかしながら、海外にはコロナ・パンデミックがもたらす深刻な問題の一つが「人権」であることを適切に市民に向かって説明した政治家もいた。当時のドイツ首相のアンゲラ・メルケルである。二〇二〇年三月十八日のテレビ演説でメルケルはこう語りかけていた。

ですから問題なのは、ウイルスがドイツに広まることを遅らせることなのです。その際に私たちは、これはきわめて重要なことですが、一つのことに賭けなければなりません。それは公共的生活をできるだけ最小限のレベルで、もちろん理性と判断力をもって営むことです。というのも、国家は今後も機能しますし、生活保障は当然これからも確保されるからです。そして私たちは、経済活動もできるかぎり保持するつもりです。

しかし人々を危険にさらしうるすべてのもの、個々人の不利益になりうるもの、しかしまた共同体の不利益になりうるものを私たちは減らさなければなりません。私たちは誰かがほかの誰かにウイルスを感染させるというリスクをできるかぎり制限しなければなりません。

私は、その制限がいまやすでにどれほど劇的なものであるのかわかっています。もはやこれまでのように、イベント、メッセ（見本市）、コンサート、何よりも学校、大学、幼稚園、遊び場での遊びはできません。私は、連邦と州とが同意したロックダウンが私たちの生活や民主主義についての自己理解にとってどれほど厳しく干渉するのか、わかっています。

私は断言します。私にとってと同様に誰にとっても、旅行の自由や移動の自由は困難な闘いの末に勝ち取られた権利でした。そうしたことの制限はどうしても必要な場合にだけ正当化されうるということ、このことを断言いたします。このような制限は民主主義のなかでは決して軽はずみにではなく、ただ一時的なものとしてだけ決定されるべきです。しかしいまは、生命を救うためにこうした制限は不可欠なのです[5]。

すなわち、「旅行の自由」や「移動の自由」といった「自由権」は国家が保障すべき「基本権」（すなわち、ドイツ連邦共和国基本法に採用されて実定化された人権）の一つにほかならないが、しかし「ロックダウン（Schließungen）」はそれに制限をかけざるをえないこと、この憲法上重大な決定をメルケルは、「しかしいまは、生命を救うためにこうした制限は不可欠なのです」として「生命のため」という理由を明示して明確に説明する。こうした事態をのちにユルゲン・ハーバーマスとクラウス・ギュンターの両者がドイツ連邦共和国基本法（以下、ドイツ基本法と略記）の第一条第一項「人間の尊厳は不可侵である。これを尊重し、かつ、保護することは、すべての国家権力の義務である[6]」の「人間の尊厳」と「自由権」および「生命権」との関係の問題として理論的な問題提起をした。つまり、「自由権」と「生命権」という「人権」（ドイツの場合には「基本権」）は「人間の尊厳」によって基礎づけられているが、そうした関係のなかで「自由権」と「生命権」のどちらが優先するのか、という問題である。(7) メルケルは「人間の尊厳」との関係で「生命権」が「自由権」に優先すると結論してコロナ対策を説明したわけだが、ハーバーマスとギュンターの二人もそれを理論的に支持して「人間の尊厳」と「生命権」は不可分であると強調するとともに、国家には生命と健康を守るために十分な医療提供体制を整備するという義務があることも指摘している。(8) したがってドイツの場合、コロナ対策はある意味で二〇一三年から開始されて様々なシミュレーションが検討されていたが、それはあらゆる学問的な知見を学際的に総動員してパンデミックのシナリオを想定したうえで、その対策を提案して最悪の事態を全力で回避しようとする試みであり、これはドイツが「フクシマ」の原発事故から学んだ成果だが、また同時にドイツ基本法が国家に義務づけた十分な医療提供体制の整備の具体化でもある。(9) それは、「自助・共助・公助」の順序を強調してリスクの個人化を推進した日本政府とは真逆のコロナ対策だと高く評価できるだろう。(10)

こうしたドイツのコロナ対策の方向性は「義務論的」と特徴づけることができるだろうが、しかし世界的には例外であり、後藤が分析したように世界の多くの国では「功利主義的」方向性が模索された。日本もコロナ対策の方向性は後者に含まれるといえるだろう。したがって本章では、コロナ対策の方向性の差異が特に「コロナ・トリアージ」に関してどのような違いを生み出しているのか、そしてそこから私たちは何を学ぶことができるのか、を問題にしてみたい。第1節では、後者の代表としてイタリアを、第2節ではドイツについて取り上げる。あらかじめ結論を述べるとすれば、原理原則も明確にされないまま「コロナ・トリアージ」に直面した二〇二一年夏の日本とは異なって、「二〇二一年リスク分析報告書」に依拠しながら、過剰な医療提供体制だという経済学者からの批判を退けて医療提供体制を整備してきたドイツが二二年春の段階でとりあえず「コロナ・トリアージ」を回避できている点は評価できるのではないかと思う。

1　「(SIAARTI)臨床倫理的提言」とイタリアの「コロナ・トリアージ」

すでに言及したNHKBS1スペシャル『医療崩壊』で紹介している「医師・看護師不足」「酸素ボンベ不足」「自宅療養」などはやがて二〇二一年夏の東京や大阪の医療崩壊でも反復されることになるが、衝撃の最たる内容は「命の選別」、すなわち、「トリアージ」の現実にほかならない。ここでまず、トリアージがどのような基準に基づいておこなわれていたのかを含めて必要なかぎりでイタリア北部ベルガモでの動向を時系列的に整理しておきたい。

・二〇二〇年二月十九日：ベルガモで「アタランタ・ベルガモvsFCヴァレンシア」のサッカー試合が開催される。
・二〇二〇年二月二十三日：ベルガモで最初の新型コロナウイルス感染者が報告される。
・二〇二〇年三月八日：ベルガモで医療崩壊が深刻化してロックダウンがおこなわれる。

・二〇二〇年三月十六日：「(SIAARTI) 臨床倫理的提言」が発表される。

ベルガモの場合、おそらくは二月十九日に開催されたサッカーの試合が感染爆発のきっかけを作ってしまったのではないかと思われるが、重要なのは「(SIAARTI) 臨床倫理的提言」の内容である。その論点を整理すると、以下のようになるだろう。

①この提言の目的は、コロナ・パンデミックという例外状況での「例外的基準」、特に医療資源の「配分基準」を明確化することで、臨床医が意思決定プロセスで担う責任の一部を軽減することにある。

②①のように、この提言は「例外性」を正当にも強調するが、これは「災害医療 (disaster medicine)」の立場と実質的に同じである。そのために、ICUなどの限られた医療資源は、治療の成功の可能性が高い患者に配分してそうした患者の集中治療を保障すべきだとする。

③この提言は、そうした「例外的」な「配分基準」の基本原則を功利主義に定位する。すなわち、「純粋に価値のある選択をすることが問題なのではなく、第一に生き延びる蓋然性が高い人のために、第二に、救命年数が多いかもしれない人のために、最大多数の利益を最大化することを視野に入れて、非常に不足するかもしれない医療資源を確保することが問題なのである[11]」。したがって、「最大多数の利益を最大化する」ために、「生存率 (probability of survival)」と「平均余命 (life expectancy)」という考え方を導入するが、これは「年齢制限」の設置を意味する。前者の「生存

率」に関しては基礎疾患などの有無や程度が考慮され、後者の「平均余命」は「年齢制限」そのものに直結する。具体的には、若年者を優先することになる。

④③の「生存率」と「平均余命」という功利主義的原則からの帰結として、例えば、あとから搬送されてきた健康な若年者の治療を優先するために、先に搬送されてすでに治療を受けている基礎疾患の程度が重い虚弱高齢者の治療を差し控えたり取りやめたりする可能性も許容されることになる。つまり、使用していたICUの再配分だけでなく、装着していた人工呼吸器やエクモ（ECMO）の取り外し／再配分も許容されるわけである。そのためにまた、「挿管しないでください（do not intubate）」という患者の事前指示が重要な意味を帯びることにもなる。

⑤この提言は「集中治療の医療配分は複雑で大いにデリケートな選択である」としたうえで、「重症患者を入院させるために集中治療室の病床を急増させても、新たに入院したすべての患者に適切な治療水準を保証することはできない[12]」と強調する。これは、ICUやECMOがそれを使用できる専門医を必要とし、そうした専門医は一朝一夕に養成できるわけではないからである。仮にECMOが足りていたとしても、専門医が不足していれば、画竜点睛を欠くに等しいのである。

このように論点を整理できるとすると、この提言は功利主義に基づくトリアージを提案していることになり、新自由主義的な医療健康体制削減の果てに最終的には健康な若い患者か虚弱な高齢の患者か、どちらを優先して選別するべきなのかという「年齢制限」に関する倫理的判断とその倫理的正当化に焦点を当てることになる。これを別言すれば、「年齢制限」を設定することで、いつの間にか生存者数の最大化が救命年数の最大化に置き換わってしまったわけである。その結果として、集中治療を投入した余命増加分が十四年で人工呼吸器を装着していた高齢者Xに対して、余命増加分が十八年の若年者Yがあとから搬送されたとすると、この提言に従うならば、若年者Yに人工呼吸器を装着し直すことが可能になる。このときYの人権が尊重されたかのようにみえるが、しかしさらに余命増加分が二十年の若年者Zが搬送されたとすると、Yから人工呼吸器は外されてこのZに装着し直されるので、若年者だからといって必ずしもその人権が尊重されるわけではないことになる。一体誰の人権が尊重されることになるのかがきわめて不透明である。そうすると、バイマ・リュッベが批判するように、「(SIAARTI) 臨床倫理的提言」はその功利主義的枠組みのなかで、経済的生産性の観点から「生きるに値する命／生きるに値しない命」という仕方で「命の選別」をおこないかねない危険性をはらんでいる。若年者は今後の生産性が高いから「生きるに値する」が、高齢者はそうではないので「生きるに値しない」というように（しかしまた、若年者のなかでも余命増加分がさらに多い若年者が「生きるに値する」ことになる）、「救命年数」が実質的に「生産性」に還元されかねないからである。「コロナ・トリアージ」の基準に「効用」または経済的な生産性という観点が混入してくると、それは「営利企業」にはふさわしいが、「医療保険制度」には不適切だといえるだろう[13]。

また実際にイタリアのベルガモでは、「(SIAARTI) 臨床倫理的提言」に依拠してそれぞれ独自のガイドラインを作成して「コロナ・トリアージ」を実施した病院もあった。NHKの『医療崩壊』によれば、ベルガモの「救急医療センター」の「コロナ・トリアージ」は以下のように点数化されていた。

・年齢：八十歳以上　三点／六十一―七十九歳　二点／六十歳以下　一点
・持病（基礎疾患など）：二つ以上　三点／一つ　二点／なし　一点
・血中酸素濃度：八〇％以下　三点／八一―八九％　二点／九〇％以上　一点
・治療状況：抗生剤＋酸素吸入　三点／抗生剤　二点／なし　一点

「救急医療センター」は合計十点以上の人は病院に搬送しないことにした。その結果、多くの患者が酸素吸入などによる自宅療養を強いられることになった。まさに二〇二一年夏や二二年冬の東京や大阪と同じような医療難民が多数生み出されたのである。

以上のような「(SIAARTI) 臨床倫理的提言」に関しては、『医療崩壊』のなかでベルガモ医師会会長のグイド・マリノーニがイタリア憲法と整合的ではないと痛烈に批判している。さらに海外では英米圏でも賛否両論あるが、リュッベの批判をその嚆矢として特にドイツの研究者たちがいち早く批判的分析を示した。次節では、そのドイツの事例を分析してみたい。

2 「(DIVI)臨床倫理的提言」とドイツの「コロナ・トリアージ」

ドイツに関しても新型コロナウイルス対策を必要なかぎりで時系列的に整理しておきたい。すでに「はじめに」で言及したように、ドイツの場合、対策は二〇一三年にまでさかのぼるので、それも冒頭に位置づけて明記しておく。

・二〇一三年一月三日：ドイツ連邦議会でローベルト・コッホ研究所などによる「二〇一二年住民保護におけるリスク分析に関する報告書」[14]（以下、「二〇一二年リスク分析報告書」と略記）が報告される。

・二〇二〇年一月二十七日：バイエルン州シュタンベルク郡で感染者が確認され、法令改正を含む対応が開始される。

・二〇二〇年三月十一日：連邦政府グリュッタース文化大臣（当時）が演説で、「芸術家は必要不可欠であるだけでなく、生命維持に必要なのだ」と芸術活動・文化活動の重要性を強調して文化施設と芸術家に対する財政支援を決定した。

・二〇二〇年三月十六日：リュッベ教授（レーゲンスブルク大学／実践哲学／ドイツ倫理評議会委員を歴任）の「(SIAARTI) 臨床倫理的提言」への批判論文である「コロナ・トリアージ」[15]が公表される。

・二〇二〇年三月十八日：メルケル首相（当時）がテレビ演説で、「すべての人を一人の人間として平等に扱い、そして誰一人として取り残さないことと、人間は傷つきやすい存在であること」との両者を基本的視座として「生命権」を重視した新型コロナウイルス感染症対策に取り組むことを強調した。

・二〇二〇年三月二十五日：ドイツ集中治療・救急治療医学会（DIVI）をはじめとする医学・生命倫理学系七学会共同の「COVID-19パンデミック状況下での救急医療資源および集中医療資源の分配に関する決定「臨床倫理的提言」」[16]（以下、「(DIVI) 臨床倫理的提言」と略記）が発表される。

・二〇二〇年三月二十七日：感染症防護法の改正を含む「全国規模の流行状況で住民を保護する法律」（以下、第一次住民保護法と略記）が成立する。

・二〇二〇年三月二十七日：COVID-19病院負担軽減法（以下、負担軽減法と略記）が成立する。

・二〇二〇年三月二十七日：ドイツ倫理評議会（Deutscher Ethikrat）の特別提言「コロナ危機下の連帯と責任」[17]（以下、「連帯と責任」と略記）が公表される。

・二〇二〇年四月十七日：「(DIVI) 臨床倫理的提言」の改訂第二版が公表される。

・二〇二〇年五月十九日：第二次住民保護法が成立して、ＰＣＲ検査体制の強化などが図られる。

以上のようなドイツ連邦政府を中心とした感染症対策を石塚壮太郎は、憲法学的観点から「法治国家的対応」および「民主国家的対応」として特徴づけるとともに、ワイマール期に対する反省に基づいてドイツ基本法の緊急事態条項を使わずに、ドイツ連邦議会が「全国規模の流行状況」という緊急事態を認定して連邦保健省に規制権限を与えるという方途を採用したことを高く評価する。[18]この「法治国家的対応」とは、短期間に迅速にドイツ基本法に基づいて法的整備をおこなうとともに、事態の急速な変化に合わせて立法的措置を施してコロナ・パンデミックに対応したことを意味し、それに対して「民主国家的対応」とは、連邦議会が法的整備および特に緊急事態認定の主体になることで「公開性」と「透明性」が担保されたことを示す。

ドイツの「コロナ・トリアージ」もこうした「法治国家的対応」および「民主国家的対応」に応じて議論されていて、特に前者が強く意識されてドイツ基本法との整合性が図られている。ここでは、「(DIVI) 臨床倫理的提言」と「連帯と責任」で提案されている「コロナ・トリアージ」の特徴を析出してみたい。

「(DIVI) 臨床倫理的提言」は、ドイツ集中治療・救急治療医学会(DIVI)を中心とした医学系六学会と生命倫理学系の一学会(生命医療倫理学会)の合計七学会が作成した提言である(本章では四月十七日の改訂第二版に基づく)。この提言の作成に人文学系の学会も参加している点は重要な意味をもつ。というのも、自然科学的知見を社会に適用するための指針や情報を自然科学それ自体は持ち合わせていないからである。ドイツではこれまで合法的組織によるトリアージの助言は存在しなかったので、この提言が最初の公的な助言ということになる(ただし、後述するように法的拘束力があるわけではない)。その基本は患者中心的決定にあり、この決定の基礎は「医学的適応([Medizinische] Indikation)」と患者の意思に求められる。この提言で特徴的なのは、①ドイツ基本法を最高規範として尊重して、そこから「ある人の生命を他の人の生命と比較考量することは憲法に基づいて許容されない」という基本方針を引き出した点であり、さらに②「コロナ・トリアージ」は災害医療のトリアージに類似しているという認識を示して、「コロナ・トリアージ」の優先順位づけの基準は、決定過程などが透明で医学的にも倫理的にも適切に基礎づけられていなければならないとすると同時に、優先順位づけは人間の価値評価や人間の生命の価値評価を含むのではなく、限られた医療資源をできるだけ多数の患者に提供することを目的としている点である。そのうえで患者の優先順位づけの原則を次のように規定する。

①集中治療の成功の見込みという医学的基準に定位すべきである。
②平等原則に基づく。
③年齢、社会的地位、特定の基礎疾患の有無、障害の有無を基準にしてはならない。
④「複数視点原理（Mehraugen-Prinzip）」に基づいて優先順位づけを決定する。つまり、当該の集中治療に関与した医師二人＋ケア担当の看護師／介護師＋生命医療倫理学の専門家と集中治療室の代表者で決定し、患者・親族・法定後見人にとって透明性がある仕方で決定に関する意思疎通をおこなう。

以上のように「(DIVI) 臨床倫理的提言」も「コロナ・トリアージ」自体を否定しているわけではない。しかしそれは、ドイツ基本法を踏まえることで「人間の生命の価値の比較考量」という観点を慎重に排除して非功利主義的な枠組みで「コロナ・トリアージ」を構成しようとする。それは明らかに、「(SIAARTI) 臨床倫理的提言」に対する批判でもある。

次に、ドイツ倫理評議会の特別提言「連帯と責任」を取り上げてみたい。ドイツ倫理評議会は、生命医療倫理をはじめとする倫理的問題に関連して重要な提言を出し続けている重要な助言機関である。そうした倫理評議会が公表した特別提言「連帯と責任」は、「コロナ・トリアージ」が「基本権」と配分的正義の問題に関連すると見なしたうえで、ドイツ基本法は生命医療倫理に関しても規範的な枠組みを提供していて、「コロナ・トリアージ」の場合も第一条第一項に基づいて考察されなければならないという基本認識を次のように示す。

ドイツ基本法という基本的準拠規範が、生命医療倫理に対しても拘束力がある枠組みを定めている。人間の尊厳が保証されることで平等主義的な根本的対等性が要請され、この対等性に基づいて、差別からすべての人が基本的に保護されることがドイツ基本法に規定されている。基本権の直接の名宛人である国家には、生命の価値に無関心であるという原則が適用される。国家には人間の生命を過大に評価すること、あるいはそれを過小に評価することも禁じられている。生命の価値や生存年数に関して国家が直接的または間接的に区別を設けること、およびそれに関連して、深刻な危機的状況での生存の可能性や死亡の危険性の不平等な配分を国家が定めることは許されない。すべての人間の生命は同等の保護を享受する。このことによって禁じられているのは、性別や民族的な出自に基づく差別だけではない。国家はまた、年齢や社会的役割およびそれにふさわしいと想定される「価値的重要性 (Wertigkeit)」、予測される生存年数に基づいて人間の生命を分類してはならない。

こうした規定は、人間の生命や生存年数を単純に最大化するという意味での比較考量といった純粋に功利主義的な方法に反対している。[19]

このようにドイツ倫理評議会は、ドイツ基本法に依拠して明確に非功利主義的観点に立ち、「人間の尊厳」概念に基づく義務論的な枠組みを推奨する。それは政策立案者と一般市民の両方に向けられた助言であり、「人間の生命」を功利主義的観点から価値評価する「(SIAARTI) 臨床倫理的提言」の立場を否定したうえで、基本的に「(DIVI) 臨床倫理的提言」の立場を許容するものといえるだろう。

そのうえでドイツ倫理評議会は「コロナ・トリアージ」を、「事前（状況下での）トリアージ (Triage bei Ex-ante Konkurrenz)」と「事後（状況下での）トリアージ (Triage bei Ex-post Konkurrenz)」に区別する。[20] 前者は、使用されていない人工呼吸器やＥＣＭＯがそれらを必要とする患者の数よりも少ない場合であり、その場合には装着の決定は、十分に検討されて正当化可能で透明性があり、可能なかぎり一様に適用可能な基準に基づくことが要求される。それに対して後者は、使用可能な人工呼吸器やＥＣＭＯがすべて使用されているときに、ある患者の生命維持治療を中止し、医療機器を再配分して別の患者に装着し直してその生命を救うというシナリオの場合であり、これは「人間の生命の価値」を比較考量することは許されないというドイツ基本法の枠組みに基づいて合法とは判断されず、したがっていったん装着した人工呼吸器やＥＣＭＯの取り外しは禁止される。

すでに指摘したように、「(DIVI) 臨床倫理的提言」も「連帯と責任」もともに法的拘束力をもつものではない。しかし、公的機関が政策立案者と市民の両方に向けて「コロナ・トリアージ」の具体的構想を問題提起したという意味では大きな影響を与えた。特に「連帯と責任」がドイツ基本法の枠組みに準拠して、いったん装着した人工呼吸器やECMOの取り外しを禁止した点は評価できるのではないかと思う。

しかしながら、ドイツの障害者はこれらの提言が法的に拘束力をもたないがために不安を抱えていた。例えば、二〇二一年二月末の時点で「障害者の人権と平等協会 (Verein für Menschenrechte und Gleichstellung Behinderter e.V.)」は、「トリアージについて知っておかなければならない内容――難解なテーマをわかりやすく説明する」という論文を公表して「コロナ・トリアージ」に関する障害者の要望を、障害者は連邦議会が積極的に「コロナ・トリアージ」について障害者とともに議論することを要求し、「事前トリアージ」に関しては差別的基準の排除を、「事後的トリアージ」についてては禁止することを望んでいると取りまとめている。[21] そののちに九人の障害者と基礎疾患をもった人たちが連邦憲法裁判所に訴訟を起こし、立法機関が「コロナ・トリアージ」の具体的基準を作成することを求めた。二一年十二月二十八日にその判決が下された。[22] 連邦憲法裁判所の判決によれば、立法機関はパンデミックという条件下でのトリアージに備えて即座に障害者保護のための防護措置を講じなければならず、立法機関がそれを怠ってきたことは憲法違反にあたるという。その際に注目すべきは、憲法違反にあたるとした裁判官がドイツ基本法第三条第三項第二段の「何人も、その障害を理由として、不利な取り扱いを受けてはならない」に言及した点と、さらに「(DIVI) 臨床倫理的提言」が法的拘束力をもたないと確認した点である。今後、どのような「コロナ・トリアージ」の具体的基準が作成されるのかが注目される。

いずれにしてもドイツの場合、「コロナ・トリアージ」の基準の原理はドイツ基本法から整合的に導出されるべきであるという義務論的な議論が大勢を占めていて、少なくとも二〇二二年三月の時点で「コロナ・トリアージ」が実施されたという報道には接していない。

おわりに――イタリアとドイツから何を学ぶべきか

すでに言及した後藤玲子の分析が示しているように、コロナ対策が功利主義的に推進されると、「高齢者」などの社会的弱者に矛盾のしわ寄せが及ぶ。その典型的事例がイタリアだった。そこではイタリア憲法との整合性を欠いた「(SIAARTI) 臨床倫理的提言」によって「生存率」と「平均余命」という原理を導入すると同時に経済的生産性の観点を繰り込んだ「コロナ・トリアージ」が提案されて、人工呼吸器の取り外しも許容されるとともに、生産性が高い若年者か生産性が低い高齢者かという二者択一的な「命の選別」が現実化した。こうした医療崩壊に至った背景には、「ロンバルディア・モデル」という新自由主義的な医療健康体制削減政策が指摘できる。

それに対してドイツの場合、「コロナ・トリアージ」は実施されていない。そのことの背景には、生命と健康を守るために十分な医療提供体制を整備する義務があるという義務論的観点から新自由主義的な経済学者の批判を退けて過剰病床や過剰人員の削減をおこなわず、「二〇一二年リスク分析報告書」に基づいて二〇一三年から新種のコロナウイルスによるパンデミックを想定して対策を講じてきたドイツ連邦政府の取り組みがある。要はイタリアや日本のような過酷な「命の選別」をおこなう必要がないような状況がどのようにしたら構築／維持できるかであり、そのためにあらゆる学問が学際的に総動員されてきたわけである。ドイツはそれを「フクシマ」から学んだ。最後にこの「二〇一二年リスク分析報告書」の「変種SARS型ウイルスによるパンデミック」のシミュレーションに言及して本章を閉じたい。

この報告書は、連邦内務省の依頼に基づいて、ローベルト・コッホ研究所の指揮の下に連邦建設国土庁や連邦住民保護・災害救援庁などの連邦当局が協力して作成したものである。まずそのシミュレーションのシナリオの主要部分を取り出してみよう(23)。

①「変種SARS型ウイルス」という野生動物由来の空想上のウイルスが東南アジアで発生して市場を通して人間に感染し、二月にアジアに感染が広がる。
②東南アジアで直接感染した二人のドイツ人のうち、一人は二月に帰国して北ドイツで仕事に従事し、もう一人も二月に帰国したのちに南ドイツの大学町で学業を継続した（あるいは、旅行者が関わるケースもありうる）。
③四月になってドイツで初めて「変種SARS型ウイルス」が検出される。

④アジアで発生した感染はやがて北アメリカとヨーロッパに感染拡大する。
⑤ワクチンが開発されるまで三年が想定され、その間に変異株も発生して、合計で三つの波がやってくる。

以上のシミュレーションのシナリオを一読すると、それが現実のコロナ・パンデミックの流れと酷似していることがわかる。関連する学問諸領域の知見が限なく動員されてシナリオが検討されていることが十分にうかがえる。さらにこのシナリオに基づいて、以下の問題点が重要な課題として提示される。

（A）官庁の感染症対応として感染防護法と連邦保健省が中心的役割を果たすことが想定されたうえで、「この場合に、流行病のコントロールに向けて法的拘束力のある指針が重要となる」ことが強調される。これは具体的には、「基本権」の制限を許容するのかどうかという問題のことである。
（B）在宅勤務による労働能力の確保が問題提起されている。
（C）「トリアージ」がおこなわれる可能性が予測されている。

この「二〇一二年リスク分析報告書」は正当にも、「変種SARS型ウイルスによるパンデミック」として想定されている状況下で最も重要な課題が「基本権」、すなわち、「人権」の制限の許容に見定めている。「トリアージ」の可能性とともに、ドイツ基本法の「人間の尊厳」の尊重原理との関係で「生命権」を優先するか「自由権」を優先するかといった決疑論的問題がすでにある程度想定されていたわけである。そしてこの報告書は末尾に次のように記している。

「例外的な伝染病発生」という危機に関して、やはり異なる帰結を導出可能な、様々な病原体・感染経路・経過が想像可能である。この場合には比較にならないほどの重大な影響が予想されうるため、様々なタイプの危機をもとにして予測結果を組み合わせたり結合したりする試みがリスク分析の枠組みのなかで今後考慮されることになるだろう。こうした予測結果に関して確かにこれに該当する発生可能性は明らかに低いが、しかしいつ何時でもそれが発生することはありうるのである。フクシマの破滅的な出来事が印象的に裏づけたように。(24)

二〇二一年夏や二二年冬に医療崩壊に直面した日本は、まさに「フクシマ」から多くを学んだドイツからいまこそ学び直す必要があるのではないかと思う。

注

(1)後藤玲子「序」、宇佐見耕一/岡伸一/金子光一/小谷眞男/後藤玲子/原島博編『世界の社会福祉年鑑2020』第二十集、旬報社、二〇二〇年、一〇ページ

(2)Marco Vergano et al, “Clinical Ethics Recommendations for the Allocation of Intensive Care

Treatments in Exceptional, Resource-limited Circumstances: the Italian perspective during the COVID-19 epidemic", 2020 (https://ccforum.biomedcentral.com/articles/10.1186/s13054-020-02891-w)〔二〇二一年四月十八日アクセス〕)。なお、本章では英語版を使用したが、イタリア語からの翻訳に関しては、川口浩一/吉中信人「イタリアにおける集中治療トリアージについて――『資源が限られた例外的な状況下での集中治療の配分に関する臨床倫理上の勧告』をめぐる議論」(「法律時報」第九十二巻第七号、日本評論社、二〇二〇年)に含まれている吉中信人仮訳も参照した。

(3)矢口椛子『新型コロナ感染――ダイヤモンド・プリンセス号に隔離された30日間の記録』(合同出版、二〇二〇年)、八〇ページ以下

(4)矢口前掲書一二一ページ

(5)Angela Merkel, Fernsehansprache vom 18. März 2020 (https://www.bundesregierung.de/resource/blob/975232/1732182/d4af29ba76f62f61f1320c32d39a7383/fernsehansprache-von-bundeskanzlerin-angela-merkel-data.pdf?download=1)〔二〇二〇年十一月十日アクセス〕

(6)高橋和之編『〔新版〕世界憲法集第二版』(岩波文庫)、岩波書店、二〇一五年(二〇一二年)、一六九ページ

(7)これに関しては、加藤泰史「人間の尊厳と生命権」(加藤泰史/後藤玲子編『尊厳と生存』所収、法政大学出版局、二〇二二年)五一ページ以下を参照のこと。

(8)Jürgen Habermas, und Klaus Günter, "Kein Grundrecht gilt grenzenlos", *Die Zeit*, Nr.20, 7. Mai 2020. ユルゲン・ハーバーマス/クラウス・ギュンター「人間の尊厳と生命権は不可分――出口戦略をめぐって」三島憲一訳・解説、「世界」二〇二〇年九月号、岩波書店

(9)Vgl. Robert Koch-Institut et al, "Deutscher Bundestag Drucksache 17/12051 17. Wahlperiode 03.

01. 2013 Zugeleitet mit Schreiben des Bundesministeriums des Innern vom 21. Dezember 2012 gemäß § 18 Absatz 1 und 2 des Gesetzes über den Zivilschutz und die Katastrophenhilfe des Bundes. Unterrichtung durch die Bundesregierung Bericht zur Risikoanalyse im Bevölkerungsschutz 2012", 2013（https://dejure.org/Drucksachen/Bundestag/BT-Drs._17/12051）［二〇二一年四月三十日アクセス］。なお、本文中では「二〇一二年リスク分析報告書」と略記する。

（10）濱岡豊は、日本政府のコロナ政策を「政府の責任放棄、市民への責任転嫁」であると厳しく断罪している。日本政府がいう「自助」とは「市民への責任転嫁」であり、リスクの個人化にほかならない。濱岡豊「Covid-19対策の諸問題（1）――日本の特異性」（「科学」二〇二〇年十月号、岩波書店）八八三ページを参照のこと。

（11）川口／吉中「イタリアにおける集中治療トリアージについて」、五八ページ。ただし、訳語の一部は変更した。

（12）川口／吉中、前掲論文、五八ページ。ただし、訳語は変更した。

（13）Vgl. Weyma Lübbe, "Corona-Triage. Ein Kommentar zu den anlässlich der Corona-Krise publizierten Triage-Empfehlungen der italienischen SIAARTI-Mediziner", in *Zeitschrift für medizinische Ethik*, Vol.66, 2020, S.244（https://verfassungsblog.de/corona-triage/）［二〇二一年四月三十日アクセス］

（14）Vgl. Robert Koch-Institut et al, a. a. O.

（15）Vgl. Lübbe, a. a. O.

（16）Deutsche Interdisziplinäre Vereinigung für Intensiv- und Notfallmedizin（DIVI）et al（DIVI et al, "Entscheidungen über die Zuteilung von Ressourcen in der Notfall- und der Intensivmedizin im

Kontext der COVID-19-Pandemie”, 2020（https://www.divi.de/empfehlungen/publikationen/covid-19-dokumente/covid-19-ethik-empfehlung）〔二〇二一年四月三十日アクセス〕

（17）Deutscher Ethikrat, “Solidarität und Verantwortung in der Corona-Krise ad-hoc-empfehlung”, 2020（https://www.ethikrat.org/fileadmin/Publikationen/Ad-hoc-Empfehlungen/deutsch/ad-hoc-empfehlung-corona-krise.pdf）〔二〇二一年四月三十日アクセス〕

（18）石塚壮太郎「ドイツ――ワイマールの教訓と「緊急事態」の議会的統制」（大林啓吾編『コロナの憲法学』所収、弘文堂、二〇二一年）一〇三ページ以下を参照のこと。

（19）Deutscher Ethikrat, a. a. O., S.3.

（20）Vgl. Ebd., S.4.

（21）Verein für Menschenrechte und Gleichstellung Behinderter e.V., “Was Sie über die Triage wissen müssen. Ein schwieriges Thema – verständlich erklärt”, 2021（https://www.nw3.de/attachments/article/157/Triage-Brosch%C3%BCre.pdf）〔二〇二一年四月二十八日アクセス〕

（22）Vgl. Bundesverfassungsgericht, “Der Gesetzgeber muss Vorkehrungen zum Schutz behinderter Menschen für den Fall einer pandemiebedingt auftretenden Triage treffen/Pressemitteilung Nr. 109/2021 vom 28. Dezember 2021”（https://www.bundesverfassungsgericht.de/SharedDocs/Pressemitteilungen/DE/2021/bvg21-109.html）〔二〇二一年四月三十日アクセス〕

（23）以下の要約は、Robert Koch-Institut et al（2013）を参照のこと。なお、この「二〇一二年リスク分析報告書」に関しては、熊谷徹『パンデミックが露わにした「国のかたち」――欧州コロナ150日間の攻防』（〔ＮＨＫ出版新書〕、ＮＨＫ出版、二〇二〇年）一一三ページ以下も参照のこと。

（24）Robert Koch-Institut et al, a. a. O.

［追記］本論文は文部科学省科学研究費補助金（基盤研究（S））「尊厳概念のグローバルスタンダードの構築に向けた理論的・概念史的・比較文化的研究」（https://kato-yasushi.sugiyama-u.ac.jp/index.html および https://kaken.nii.ac.jp/ja/grant/KAKENHI-PROJECT-18H05218/）（研究課題番号：18H05218/研究代表者：加藤泰史）（平成三十年～令和四年）（英語名：Towards a global standard of dignity as a philosophical concept: theoretical approaches, conceptual histories, and cross-cultural comparisons）の研究成果の一部であるとともに、二〇二一年八月二十九日にオンラインで開催された日本学術会議公開シンポジウム「コロナ禍におけるトリアージの問題——世界の事例から日本を考察する」（前記の科研費（S）と共催）の発表に基づき、加藤泰史「人間の尊厳と生命権」を内容的に要約して加筆したものである。そのため部分的に表現に重複がある。

第２章　新型コロナ禍でのトリアージと患者の人権をめぐるフランスと欧州人権機関

建石真公子

はじめに

二〇二〇年初頭から始まった新型コロナウイルス感染症の世界的な蔓延は、多くの国で、ウイルスから個人を保護するための施策、ワクチン開発などの医療による対応、患者の治療、さらに集団的な蔓延を防止するための緊急的な立法や政策などをとることを余儀なくされた。世界的なパンデミックに直面し、日本でも一九年三月以降、二二年四月現在まで、新型インフルエンザ等対策特別措置法の時限的適用から、同法改正、それに基づく緊急事態宣言やまん延防止等重点措置などを断続的におこなってきている。

しかし、これらの施策は、「感染症の予防及び感染症の患者に対する医療に関し必要な措置を定めることにより、感染症の発生を予防し、及びまん延の防止を図り」（感染症法〔感染症の予防及び感染症の患者に対する医療に関する法律〕第一条）、「新型インフルエンザ等の発生時において国民の生命及び健康を保護し、並びに国民生活及び国民経済に及ぼす影響が最小となるようにすること」（新型インフルエンザ対策特別措置法第一条）というように、蔓延防止という社会防衛的な公衆衛生と、患者に対する医療という医療の目的とを併せ持っている。すなわち、患者の入院措置は、患者の治療だけでなく、患者の隔離という目的を有している。

そもそも感染症は、感染者が患者であると同時にベクター（媒介者）でもあるという特徴をもつため、一般的な医療の人権保護や生命倫理の原則の順守が困難な場合が生じる。(1) そこから、感染症対策とは、事前の感染症予防を前提としながら、第一に患者を治療すること、第二に国際的・社会的な蔓延を抑えて集団（多数）の生命権や健康権を保護すること（公衆衛生）、という二つの目的を有することになる。(2) すなわち、後者の公共的な対策（公衆衛生）に重点が置かれた場合には、患者の権利や自由の保護が相対化されることも合理性があると見なされる場合があるのである。

特に、新型コロナウイルス感染症の特徴として、無症状の感染者からの感染が広がっていること、(3) 高齢者の重症化と死亡率の高さが顕著であること、(4) 重症化の速度が速いことの三点が挙げられる。まず、無症状の患者は感染を知らずに行動し、多くの場合、インフルエンザのようにすぐに医療機関での治療へとつながらず感染抑止が難しい。結果として、広範囲での人々の行動抑制が必要になるが、精神科病院のように日頃から介助を必要とする患者が多い場合には、感染症状がみられる場合でも医療機関への移動が制約される傾向が生じる。[5]次に、重症者に高齢者の割合が高いことは、そもそも体力的に重い負荷がかかる治療が難しいだけでなく、患者が介護を必要とする場合や認知症を患っている場合、さらに高齢者施設での集団感染（クラスター）[6]のような深刻な事態で中核病院が対応することができないような場合には、患者を病院に搬送しない判断がなされたケースがみられた。平時から身体的また社会的な脆弱性[7]を指摘される高齢者に対する治療制限がおこなわれ、適切な医療へのアクセスが閉ざされたことになり、生命権や健康権の観点から問題になる。最後に、重症化の速度が速い点は、ＡＲＤＳ（急性呼吸窮迫症候群）のように、医療の介入がどの段階でも必須であることを示している。

しかし、すでに二〇二〇年春頃から、パンデミック期での治療へのアクセスの問題が指摘されてきた。たとえば、第一期から第六期の現在まで、高齢者施設や精神科病院でのクラスターや、自宅療養中の多数の死亡者に関するニュースに数多く接した。それぞれの場合に固有の状況はあるものの、医療施設への搬送がなされなかったという点では共通している。新型コロナウイルス感染症が、ＡＲＤＳを発症しやすく、感染初期の治療が必要な場合が多いことを考えると、医療へのアクセスを確保し、個々の患者に対する治療へのアクセスを保障することが重要である。

そのような生命権と健康権の面で特に深刻な問題としては、蔓延の深刻な時期に「医療資源」の分配という観点から、ＤＮＡＲ（心肺蘇生を試みない事前指示）や、ＥＣＭＯや人工呼吸器の装着や取り外しに関して「重症者トリアージ」が提案されている。[8]重症者トリアージは、医療資源が逼迫している場合に、一定の基準によってある特性をもつ患者グループを治療から排除する選択、また他者の生命との比較——どちらの患者が治療すべきあるいは救命すべき人か——において治療へのアクセスの順または可否としておこなわれる選択を指す。しかしそのような選択は、重症者の場合には往々にして死をもたらすことを意味し、患者の生命についての判断を誰がどのような基準で担うのかなどの問題がある。「重症者トリアージ」という考え方には、災害時のトリアージとは異なり、その事態の招来の防止や準備に関しては相対的により時間があるという点から、別の対応策が求められるのではないか。また終末期に関する医療や、場合によっては、安楽死と見なされる危険性もある手続きでもあるだけに、人権の観点からどのように考えられるのか検討が必要である。感染症の公衆衛生的な意味での患者個人の生命の相対化とは局面が異なる問題である。

今回の新型コロナウイルス感染症では、感染の蔓延が早かったイタリアやフランスでは二〇二〇年初頭からこのトリアージの問題が提起されてきた。[9] 日本でも、同時期に高齢者施設でのクラスターによる多数の死亡者という事態が散見され、医療者の間で日本の集中治療医療体制の逼迫への懸念などから、医療資源の逼迫時でのトリアージの提言が表明された。[10]

トリアージは、患者の人権の観点からは重大な生命への侵害になるため、各国では種々の機関から人権や倫理に配慮するよう求める提言などを出している。ヨーロッパ評議会、イギリス、フランスでの提言などを紹介し、どのような基準が示されているのかを検討し、日本での議論の参考にしたい。

1　新型コロナウイルス感染症とトリアージに関する日本の議論

前述のように、新型コロナウイルス感染症は重症化の速度が速く、重症患者が急激に増加して医療資源が不足することから医療崩壊を招きやすい。そのため、どの患者を優先的に治療するか、人工呼吸器やＥＣＭＯの利用の優先順位を誰にするか、すなわちトリアージが多くの場で議論される結果になった。

データ[11]からイギリス、フランス、日本について特徴をみると、まず二〇二〇年一月から直近の二一年八月二十五日までの感染者数の変化は、まずフランスが二〇年春頃、また十一月頃と早くから蔓延期を迎えていること、イギリスはそれよりも遅れ、二〇年末から二月にかけてピークがあること、日本は最近になって非常に高い割合で感染者がみられるようになっているといえる。つまり、トリアージをどの段階で議論するかということについて、まずフランス、そしてイギリスが早くそういった議論を始めている理由が蔓延のピークと関連していることになる。

次に死者数[12]は、フランスは二〇二〇年三月、イギリスは二〇年三月と十一月から一月にかけてピークになっている。二一年八月二十三日までの累計では、フランスが十一万四千百四十四人、イギリスが十三万二千三百二十三人、日本は一万五千七百六十八人である。フランスとイギリスの死者数が日本と比べると桁違いに多いことがわかる。

こうした状況を背景として、日本では、前述のように、二〇二〇年三月末に、医師や研究者によるトリアージの提言ともいえる「Covid-19の感染爆発時における人工呼吸器の配分を判断するプロセスについての提言」[13]を公表している。同「提言」では、新型コロナウイルスの感染者が爆発的に増えたときに、救命の可能性がきわめて低い状態の場合に、心停止時の心肺蘇生、人工呼吸器の装着を控えること、また人工呼吸器の配分を判断するためのフローチャートや、プロセスに関する考え方を示している。特に、「救命の可能性がきわめて低い状況における人工呼吸器の取り外し」、および「人工呼吸器が払底した状況における、人工呼吸器を装着している患者からの人工呼吸器の取り外しと新たな患者への装着」に関して、重症度の指標などの基準や手続き、および「本人の同意」があることを前提とし、あるいは「望ましい」という内容になっている。提言作成者の一人である竹下啓は「こういった議論を避けてしまうと、いざ医療機器が不足したときに医療従事者や病院ごとに別々の基準で医療資源を配分することになってしまう。結果的に、差別が起きてしまいかねない[14]」と説明する。

この「提言」に関しては、齊尾武郎が問題点を指摘している。[15]齊尾は、人工呼吸器の再配分を功利主義トリアージと指摘し、消極的安楽死に相当する点、「治療を継続すれば救命・生命の存続の可能性のある患者の人工呼吸器を外す判断を行うこと」について「尊厳死やパーソン論優生思想と言った観点からの批判も可能」と述べる。

さらに、齊尾は栗原千恵子と連名で、日本集中治療医学界臨床倫理委員会による「新型コロナウイルス感染症（corona disease 2019, Covid-19）流行に際しての医療資源配分の観点からの治療の差し控え・中止についての提言[16]」に対して、「疑義」を表明している。「疑義」の主要な内容としては、まず、ほかの患者に資源を振り分けることを目的とし、ある患者の治療中止を正当とする運営規制の基準、医学的適切性妥当性の基準について、医学的にも社会的にも日本で合意された基準はない点、医療ケアチームの議論を経ておこなわれることとあるが、倫理的・法的妥当性の検討が捨象されている点、威圧や誘引によらない患者の意思表示や、その推定の判断が倫理的公正におこなわれるための手続きが明示されていない点の三点を問題とした。さらに、「３ 判断能力がなく代諾者がいない患者の場合」に、「提言の３①、②で「医療を進めること」としており、治療中止には言及していない。一方、③「判断能力がなく、代諾者もいない場合」に限って、上記１（医療・ケアチームの議論）、および２（医学的適切性・妥当性、患者の意思、公正性なども考慮）の過程を経て治療中止の可否を判断する、としている」が、「判断能力を欠き身寄りのない患者の生きる権利を奪い、判断能力があるか、または代諾者がいる患者に優先的に医療資源を配分することは、倫理的に正当化できない[17]」とした。それに対する委員会の「回答[18]」としては、現場の医療従事者が個人の独断や価値観だけで判断しないためにも、さまざまな立場を考慮に入れた合意形成のための議論を経たうえで判断するべきだとし、議論をすることの必要性を訴えている。

2 ヨーロッパ評議会での医療へのアクセスと健康権

このように日本でも提言という形式でトリアージが倫理や法の観点から問題になっているが、これに対してヨーロッパでは、ヨーロッパ評議会の生命倫理委員会が、加盟国四十七カ国に対するトリアージについての患者の人権保護の観点からの「宣言」[19]を出している。この宣言は、ヨーロッパ評議会が採択した「生物学及び医学の適用における人権と人間の尊厳の保護に関する条約（オビエド条約）」（一九九七年）第三条に基づき、新型コロナウイルス感染症パンデミック下の人権保護として、医療へのアクセスの公平性を含んでいる。オビエド条約第三条に定められている医療へのアクセスの公平性の原則は、資源が不足している状況であっても尊重されなければならないとし、また既存の医療資源を利用する場合に、ある人が脆弱性を有するということが医療ケアを受ける際の差別につながらないよう、医学的な基準に基づいて利用することが求められるとする。これは、新型コロナウイルス感染症患者のケアだけでなく、パンデミック対策のための封じ込め策や医療資源の再配分によって困難になる可能性があるほかのタイプのケアにも関連している。障害者や高齢者、難民や移民など、最も弱い立場にある人々の保護は、まさにこの状況下で危機に瀕している。これは、希少な資源の配分、最も必要としている人々への必要な支援の提供、封じ込め対策の結果に大きく影響される弱い立場の人々の保護と支援に関する決定などに関わっている。

こうした医療へのアクセスの保護は、個人の健康権として保護されているものであり、健康権について、ヨーロッパ評議会は、国際的なおよびヨーロッパでの人権規範に基づいて、次のような勧告[20]を出している。すなわち、①健康や社会権に関する国際人権条約を批准すること、②公衆衛生を促進する政策を進めること、③健康に関する社会システムが、すべての人の自律や尊厳を尊重するようなものとすること、④すべての人に、保健サービスや健康に関する基本的なサービスに対してのアクセスを差別なく保障すること、⑤意思決定プロセスが広く参加型で独立しているようにすること、⑥政策サイクルを通じて、透明性と説明責任のプロセスを制度化すること、⑦医療・福祉従事者の権利を尊重し保護するための施策を強化すること、⑧必須医薬品への普遍的なアクセスを促進すること、⑨すべての人が正確で最新の健康情報にアクセスできるようにすること、⑪すべての人に健康を享受する権利を確保するための十分なレベルの公的資金を確保すること、⑫医療・社会政策立案における包括的で一貫性があるアプローチを確保すること、⑬健康分野に関する国際連帯と保健医療ガバナンスに関する多国間アプローチを推進するための方策を示すこと、の十三項目である。

3　イギリスとフランスのトリアージに関する倫理的基準

イギリスはトリアージに関して、新型コロナウイルス感染症の人権に関するガイドラインをいくつか公表しているが、そのうち政府の「Guidance Responding to COVID-19 : the ethical framework for adult social care」（二〇二一年四月二十八日改定）では、まず冒頭に、リスペクトという尊重という項を置いて、この原則はすべての人とその人権、個人の選択、安全と尊厳が重要であることを認識することと定義している。そして尊厳については、自立、選択、人の価値の差別がない尊重と述べている。一方、しかし、ほかの提言のなかでは効率性に触れているものもみられる。効率性というのは、最大多数の最大幸福というような考え方で、治療でのトリアージをおこなうことも認めるものである。また、COVID-19 Decision Support Tool（Clinic Frailty Scale）があり、九種の基準を挙げ、その基準に当てはまるかどうかによって患者を区別し、集中治療室にアクセスできるか否かをその枠組みのなかで客観的に判断していくとしている。

このイギリスのトリアージに関するガイドラインは、感染症パンデミックでのトリアージという困難な状況下で人権を尊重することは困難であり、すべての人の健康権の保護は難しいことも示している。トリアージに関する方針を考察するうえでは、下部構造として倫理的問題があることを認識すべきであり、明白な倫理的直感（可能なかぎり多くの命を救う）が、パンデミック・トリアージで政策の指針として使われた場合、重大な人権問題を引き起こすことには注意が必要である。イギリスのトリアージ・システムは、効率性や機械的なスケールへの当てはめによって救命医療へのアクセスが決められる場合、年齢や障害に基づく差別を内包する恐れがある。それに対しては、市民社会の活発な議論が、リアルタイムで政策を改善する重要な力になりうると考えられる。こうしたイギリスのトリアージ・システムは、イギリスの医療制度の影響を受けているともいえる。たとえば、すべてかかりつけ医に登録するというように入り口が決まっていて、医療サービスはそこからの振り分けとなり個人の選択が狭く、ある意味では硬直したシステムであるために重症化する人が非常に多いともいわれ、改善の余地が指摘されている。

4　フランスのトリアージに関する指針

フランスのトリアージに関する指針については、まず、早期に出されたのが、保健衛生局が出した倫理的提言である。[21] この指針は、集中医療へのアクセスの倫理として、第一に、非差別・医療的判断に基づくこと、集中治療での公正の確保とアクセスの保障、第三に、医療の逼迫時の手続きにおける尊厳保護、第四に、医療的トリアージではデモクラシーの要請における公正性が保たれなければならない、としている。

フランスは、ドイツと同じように、憲法上、尊厳原則が解釈によって認められていて、医療で、そうした憲法上の権利である尊厳を侵害しないことを求めている。

次に、倫理国家諮問委員会が、保健連帯大臣の諮問に対する「答申」[22]（二〇二〇年十一月十六日）として「Covid-19の強度の蔓延期の状況における、すべての人の医療ケアとアクセスに関する倫理的な問題」を公表した。答申は、まず、人の尊厳を重んじ、年齢や社会的地位、慢性的な障害、その他の基準による差別を排除し、最も弱い立場にある人への連帯と配慮、分配的正義の原則に基づく公平性を求める医療倫理の原則を、逼迫という状況を理由に放棄することを正当化することはできないこと、倫理的な考察のための支援はあらゆるレベルで提供されるべきであり、倫理的な基準を強制的に配布したり、逆に拒否したりするのではなく、医療者のジレンマに寄り添い、提起された疑問を解決するのを助けること、ケースごとのアプローチ、合議制の原則、倫理サポートチームなどの有効性によって、倫理的原則に照らして医療的決定をおこなうことが可能になる、としている。

さらに、「答申」は、治療の優先順位を決めるには、「Covid 患者と Covid 以外の患者」の機会損失の程度を考慮する必要があるが、比較ツールを使って定量化することには慎重を期すべきであり、緊急性が最も高い状況での治療へのアクセスを維持する必要があること、優先順位付けは、治療の欠落や遅延によって最も損失を被る患者にケアを優先的に割り当てるという選択によっておこなわれる、とする。

また、緊急性が最も高い状況や、治療がおこなわれなかったり遅れたりすることで最も損失を被る患者の治療へのアクセスを維持する一方で、年齢、障害、脆弱さに応じて異なる病状や患者のQOLを比較することにも注意を払うべきであり、命の価値によって優先することは、倫理的にも絶対に許されないこと、ケースバイケースであり、倫理的な考察をおこなうことなく単一の基準、決定チャート、プロトコルを使用してはならないこと、医療での民主主義を強化する目的で、この熟議プロセスは、患者のケアに関連しておこなわれるすべての決定については利用者の代表者と、特定の状況に関連する決定については患者とその親族と相談しておこなわれなければならないこと、などが提案されている。

5　ヨーロッパ評議会、イギリス、フランスのトリアージに関する倫理の違い

このような、ヨーロッパ、イギリスとフランスのトリアージに関するガイドラインについて、共通点と異なる点についてみてみる。共通点としては、厳格なトリアージ基準による差別に対する強い懸念があることである。年齢・障害・認知機能などについてはかなり強く、それによる差別は認められないとしている。集中治療室への重篤者や複数の基礎疾患を有する高齢者のアクセスは、日常的にも難しいグレーゾーンであることも指摘している。

異なる点としては、効率に触れているイギリスに対して、尊厳を優先するフランスやヨーロッパ評議会という違いはかなり明白にみられる。これはトリアージの歴史の違いによるものなのだろうか。つまりイギリスのトリアージはアメリカ的なトリアージの影響を受けていて、効率あるいは最大多数の救済というような効率性に基づく考え方もみられるが、フランスの場合はそういうトリアージではない平等性のトリアージがそもそも発祥の地ということもあって[23]、効率性という意味でのトリアージは広まっていない傾向がみられる。

さらに、医療アクセスの公平性、最も損失を受ける者を優先するというヨーロッパでの医療倫理に関連があるのではないかと思われる。というのも、医療の倫理原則は、アメリカとヨーロッパで

は内容が少し違っていることが指摘されている。アメリカでは、トム・L・ビーチャムとジェイムス・F・チルドレスの著作(24)で、自律の尊重、善行、正義、無危害という四つを挙げている。これに対して、ヨーロッパの場合は一九九八年のバルセロナ宣言(25)以降、自律、尊厳、身体と精神の完全性(integrity)、そして脆弱性(vulnerability)の四原則を採用している国が多い。フランスの医療倫理と生命倫理の専門家のディディエ・シカールは、北アメリカでは、生命倫理は功利主義に向かう思惟だが、ヨーロッパでは、生命倫理は価値により重きを置くカント的な考え方、と説明している(26)。このような違いが、イギリスに対してフランスとヨーロッパ評議会のガイドラインに効率主義トリアージよりも、人権アプローチの傾向が強い要因とも考えられる。

さらに、国の法律や政策などで権利が侵害された場合には、司法的救済が実効性をもつかが重要である。ヨーロッパ四十七カ国はヨーロッパ人権条約に加盟し、ヨーロッパ人権裁判所の管轄権を受諾しているため、ヨーロッパ人権裁判所の影響が大きい。ヨーロッパ人権条約は生命権とともに健康権を保護していると解釈されていて、たとえばフランスの国内でそれらの権利が国によって侵害された場合、そして国内裁判所によっても救済されない場合には、被害者はヨーロッパ人権裁判所に訴えることができる。ヨーロッパ人権裁判所は、この場合、フランスを被告として、フランスの行為がヨーロッパ人権条約違反か否かを審理する。条約違反判決になった場合には、フランスは被害者に対する救済を義務づけられる。そのほかに、フランスの国内の司法的救済としては、急速審理という行政訴訟があり、フランスの病院はほとんどが公立であることを背景に、コロナ禍で医療へのアクセスなどに関して政府による、あるいは行政の施策による人権侵害が起こる場合には、この急速審理に訴えることができる。この訴訟制度は四十八時間以内に聴聞がおこなわれることになっているため、医療へのアクセスに問題がある場合にも迅速な訴訟的な救済として効果的だと思われる。これらの訴訟による救済も、生命権や健康権などの人権枠組みが普及しているという背景が影響していると思われる。すなわち、コロナ禍での重症者トリアージの議論に関して、根底にあるべきなのは、患者の治療のアクセス権を支える生命権や健康権の保障および迅速な救済手続きだろう。

おわりに——日本の課題としての医療政策と患者の権利保護

日本で、トリアージとして現実におこなわれているのは、感染者の重症・中等症・軽症患者・無症状者を、集中治療室・入院・宿泊療養・自宅療養に振り分けることである。たとえば神奈川モデルでのスコアリングは、医療提供体制の維持と患者の治療と他者への感染防止を目的としたもので、インフォームド・コンセントも可能としている。しかし、人工呼吸器に関わるトリアージのように重篤な場合でなくても、このような振り分けでも医療へのアクセスの程度によっては患者の生命に直結する場合もありうる。

二〇二〇年四月半ばから月末にかけて、東京では重症患者の受け入れ要請に応じる医療機関が少なく、神奈川県などに重症患者が搬送された。CRISISデータでは、第一波に、感染増加から十日

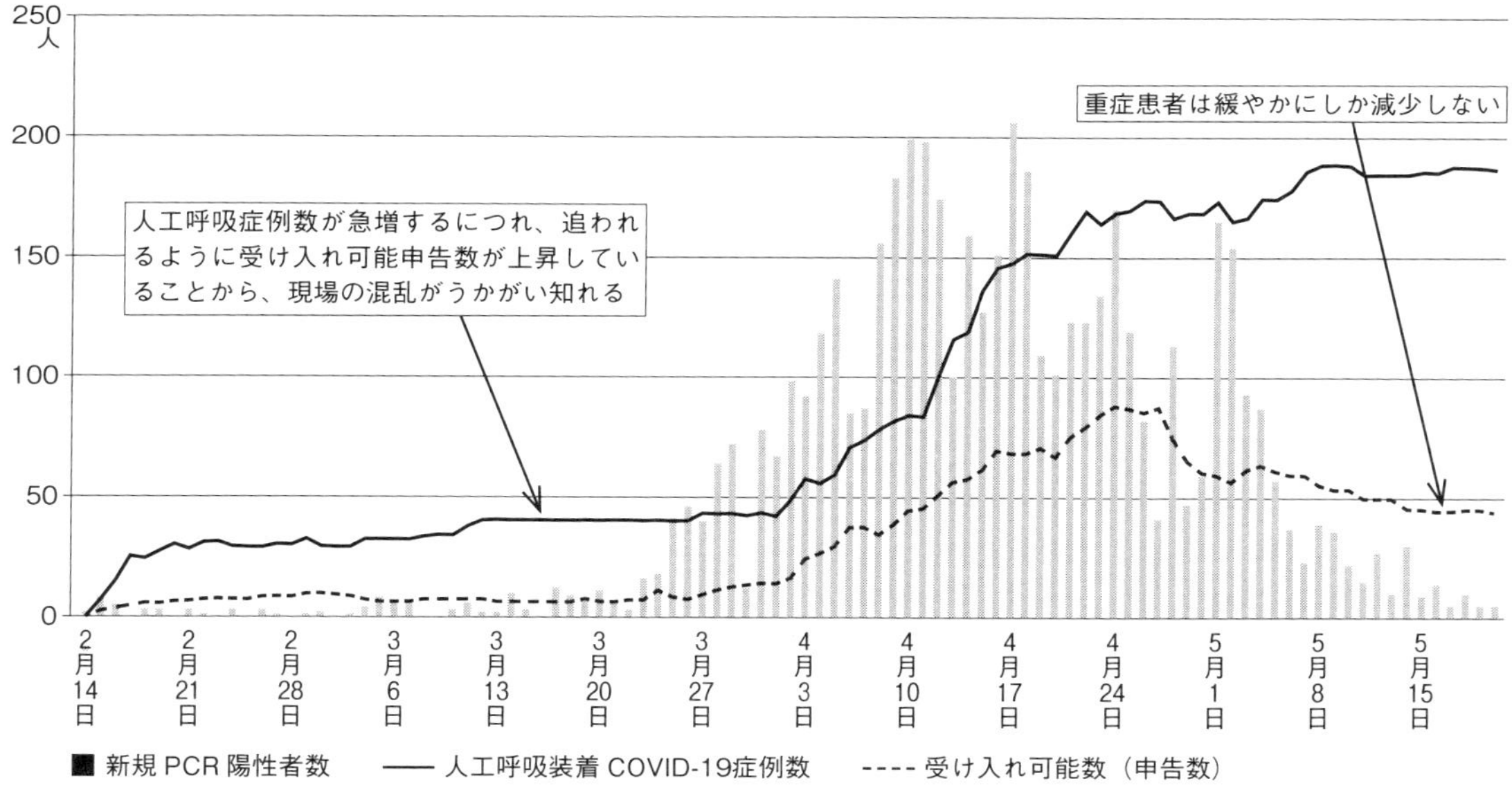

図1　東京都の新規 PCR 陽性者数と人工呼吸器装着数の推移（2020年）
（出典：新規 PCR 陽性者数は NHK「特設サイト 新型コロナウイルス」〔https://www3.nhk.or.jp/news/special/coronavirus/data/〕、人工呼吸器装着数は「COVID-19重症者における ECMO 装着数の推移」「日本 ECMOnet」〔https://crisis.ecmonet.jp/〕［いずれも2022年5月3日アクセス］）

か十四日遅れて人工呼吸管理症例が増加するにつれ、追われるように申告受け入れベッド数が上昇した。行政に届け出たベッド数は確保されたものの、診療現場では要請になかなか応じることができず、現実の需給バランスは逼迫することになる。

医療資源の逼迫の理由としては、前述のように、感染症蔓延期の際の医療体制では新型コロナウイルス感染症重症者の集中治療が急増し、医療崩壊、すなわち安定的かつ継続的に医療提供体制が成り立たない状況になる。

これは、まず、蔓延期の医療崩壊＝医療資源（医療者）の問題として対策が必要だが、人員の再配置をおこなって増員したとしても、通常ＩＣＵで勤務していない医師や看護師で補うことは困難である。さらに、日本の医療組織では、公立病院や大学病院よりも民間病院の数が圧倒的に多い。そのため、コロナ禍に患者を受け入れるという意味での「公的な医療資源」という体制がとりにくく、そのため、病床数の増加が望めないことになる。

こうした日本の医療制度のあり方から、重症者トリアージに至らない患者の対応でも、問題が多々指摘されている。たとえば、陽性と判断された患者の宿泊療養と自宅療養の問題がある。従来の感染症に基づくならば、原則として、軽症、重症を問わず、パンデミックを防止するためには入院させなければならないとされてきた。しかし、地域での感染拡大のなかで患者数が増加したことによって、この原則に基づくなら病床が不足し、より重症者が入院できない蓋然性も高くなる場合も予測しうる。そのため、厚生労働省は二〇二〇年三月一日の事務連絡[27]によって、場合によってはＰＣＲ検査について入院を要する患者などを優先すること、指定医療機関ではない一般医療機関でも受け入れを可能とした。また、無症状者や軽傷者については、自宅での安静・療養を原則とした。さらに一カ月後には新たな事務連絡[28]によって、一定の要件（高齢者など）に該当しない無症状者と軽症者には、宿泊療養を基本とし、臨時応急的に自宅療養も可能とする事務連絡をおこなった。こうした重要な変更が「事務連絡」でおこなわれている点は、それまでの感染症蔓延に対する準備が十分ではないことがうかがわれる。さらに、二一年二月二日（公布）、新型インフルエンザ対策法が一部改正され、それに基づいて感染症法第四十四条三項の改正で宿泊療養や自宅療養に法的根拠が与えられた。

しかし、自宅療養中に死亡する例が多いことが、日々のニュースなどで伝えられている。厚労省は、二〇二一年五月十八日までの百七日間で五十四人にのぼるとしている。また、東京都に関して、NHKの統計では、二一年は九月十日までに七十九人が死亡しているという[29]。重症者トリアージに関しても、自宅療養中の死亡者についても、患者の権利の保護という観点が欠けているという懸念がある。たとえば、感染症法第四十四条の三の二項は自宅療養と宿泊療養について定めるが、それは「感染を防止するための報告又は協力」と位置づけられている。前述のように、感染症は、患者＝感染源という特徴があり、また日本には公衆衛生政策が人権の尊重よりも警察的観点から運用されてきた歴史が長い。しかし、現在では、コロナウイルス蔓延期でも、患者の権利を保障することが憲法上の生命権および健康権による要請であり対策が求められる。

注

（1）Margaret P. Battin and Margaret P. Battin, Jay A. Jacobson, Charles B. Smith, *The patient as Victim and Vector: Ethics and Infectious Disease*, Oxford University Press, 2008, pp.7-13.

（2）欧州の四原則とアメリカの四原則は少し異なっている。医療における倫理原則は、アメリカでは、タスキーギ事件後に出版されたトム・ビーチャム、ジェイムズ・チルドレスの『生命倫理学の諸原則（Princips of Biomedical Ethics）』（一九七九年）による、自律の尊重（respect for autonomy、善行（beneficuence）、正義（justice）、無危害（nonmaleficence）の四原則を指している。これに対してフランスとヨーロッパ諸国の医療の原則は、一九九八年の「バルセロナ宣言」に基づき、自律（autonomy）、尊厳（dignity）、（身体の）完全性（integrity）、脆弱性（vulnerability）の四原則が一般的である。ただし、国によって異なる場合もある。J.D.,Rendtorff, Basic ethical principles in European bioethics and biolaw: autonomy, dignity, integrity and vulnerability--towards a foundation of bioethics and biolaw. Med Health Care Philos 2002; 5(3): 235-44.

（3）Xingjie Hao1,2,8, Shanshan Cheng1,2,8, Degang Wu1,2,8, Tangchun Wu1,3,4, Xihong Lin5,6,7 & Chaolong Wang1, Reconstruction of the full transmission dynamics of COVID-19 in Wuhan, Nature | Vol584 | 20August2020,p.421 (https://www.nature.com/articles/s41586-020-2554-8.pdf)［二〇二二年一月二十五日アクセス］

（4）Flavia Riccardo, et al., "Epidemiological characteristics of COVID-19 cases in Italy and estimates of the reproductive numbers one month into the epidemic" (https://www.medrxiv.org/content/10.1101/2020.04.08.20056861v1.full.pdf　reprint 2020)［二〇二二年二月二十五日アクセス］

（5）「コロナ禍の精神科病院、転院できず235人死亡「できることが…」」「朝日新聞DIGITAL」二〇二二年四月二十二日（https://www.asahi.com/articles/ASQ4Q3VP4Q3TPTIL00S.html）［二〇二二年四月二十二日アクセス］

（6）医療プレミア特集「クラスター発生　その時施設内は」（「毎日新聞」二〇二〇年七月三日付）は、富山市の介護老人保健施設での五十九人感染、十五人死亡の事例について病院の不足から半数近くが施設内で療養した状況を伝える。

（7）脆弱性については多岐にわたる定義や解釈があるが、ここでは一九九八年の「バルセロナ宣言」の定義と位置づけに基づいている。P.Kemp and Jacob D. Rendtorff, "The Barcelona Declaration Towards an Integrated Approach to Basic Ethical Principles", *Synthesis Philosophica*, 46, 2008, p. 240. 池谷壽夫「生命倫理と脆弱性」「了徳寺大学研究紀要」第十号、了徳寺大学、二〇一六年、一一四―一一六ページ

（8）生命・医療倫理研究会「COVID-19の感染爆発時における人工呼吸器の配分を判断するプロセスについての提言」二〇二〇年三月三十日（http://square.umin.ac.jp/biomedicalethics/activities/ventilator_allocation.html）［二〇二二年二月二十五日アクセス］

（9）"Coronavirus, l'Italie sous-équipée face à la crise sanitaire", *La ctoix*, 2020-03-08（https://www.la-croix.com/Monde/Europe/Coronavirus-lItalie-sous-equipee-face-crise-sanitaire-2020-03-08-1201082772）［二〇二二年二月二十五日アクセス］, Frédérique Leichter-Flack, "Coronavirus et triage de catastrophe : faudra-t-il choisir qui sauver et qui laisser mourir?", イタ *The conversation*, 2020-03-12（https://theconversation.com/coronavirus-et-triage-de-catastrophe-faudra-t-il-choisir-qui-sauver-et-qui-laisser-mourir-133422）［二〇二二年二月二十五日アクセス］

（10）前掲「COVID-19の感染爆発時における人工呼吸器の配分を判断するプロセスについての提言」
（11）データは、本報告時点の二〇二一年八月二十九日のものである。
（12）二〇二二年五月三日時点での死者数は次のとおりである。フランス：十四万七千百七十九人、イギリス：十七万五百五十二人、日本：二万九千六百三十一人（John Hopkins coronavirlus resource center〔https://coronavirus.jhu.edu〕［二〇二二年五月三日アクセス］）
（13）前掲「Covid-19の感染爆発時における人工呼吸器の配分を判断するプロセスについての提言」
（14）「「命の選別をしないために」想定される人工呼吸器不足に備え、タブーを超えた議論を」「Bisiness Insider Japan」二〇二〇年四月二十八日（https://www.businessinsider.jp/post-211963）［二〇二二年五月三日アクセス］
（15）齊尾武郎「Covid-19人工呼吸器配分提言を巡って」「臨床評価」第四十八巻第一号、臨床評価刊行会、二〇二〇年、一六一―一六六ページ
（16）「日本集中治療医学会雑誌」第二十七巻第六号、日本集中治療医学会、二〇二〇年、五〇九―五一〇ページ
（17）齊尾武郎／栗原千絵子「Coronavirus disease 2019（COVID-19）治療の差し控え・中止の提言に対する疑義」「日本集中治療医学会雑誌」第二十八巻第四号、日本集中治療医学会、二〇二一年、二九七ページ
（18）同誌二九八ページ
（19）Comité de bioéthique du Conseil de l'Europe, "Déclaration du DH-BIO sur les considérations en matière de droits de l'Homme relatives à la pandémie de COVID-19", 2020.
（20）comité de bioéthique du Conseil de l'Europe, "Protéger le droit a la sante grace à des systèmes de

santé inclusifs et résilients accessibles à tous," 2021.

(21) Espace éthique Ile-de-France, "Observatoire Covid-19 Ethique et Societé: Ethique et Décisions en Réanimation : Analyses et Propositions, 6 avril 2020."

(22) "Enjeux éthiques de la prise en charge et de l'accès aux soins pour tous en situation de forte tension liée à l'épidemie de Covid-19," Reponse à la saisine du ministre des solidarités et de la santé, 16 novembre, 2020.

(23) 建石真公子「新型コロナウィルスと立憲主義――生命権・健康権と公益」、全国憲法研究会編「憲法問題」第三十二号、三省堂、二〇二一年、九一―一〇四ページ

(24) T. Beauchamp, J. Childress, *Principles of biomedical ethics*', 7th edition,2009,p.13.

(25) Jacob Dahl Rendtorff, Peter Kemp, "The Barcelona Declaration Towards an Integrated Approach to Basic Ethical Principes," *Synthesis philosophica,* 46, 2008, p.240. 前掲注（2）も参照。

(26) Didier Sicard, *L'éthique médicale et la Bioéthique,* Que sais-je, 2022, p.6.

(27)「地域で新型コロナウイルス感染症の患者が増加した場合の各対策（サーベイランス、感染拡大防止策、医療提供体制）の移行について」厚生労働省新型コロナウイルス感染症対策推進本部、二〇二〇年三月一日（https://www.mhlw.go.jp/content/000601816.pdf）［二〇二一年五月三日アクセス］

(28)「新型コロナウイルス感染症の軽症者等に係る宿泊療養及備自宅療養の対象並びに自治体における対応に向けた準備について」厚生労働省新型コロナウイルス感染症対策推進本部、二〇二〇年四月二日（https://www.mhlw.go.jp/content/000618525.pdf）［二〇二一年五月三日アクセス］

(29) ＮＨＫ「特設サイト 新型コロナウイルス」（https://www3.nhk.or.jp/news/special/coronavirus/medical/detail/detail_165.html）［二〇二一年五月三日アクセス］

第３章　台湾の集中治療のトリアージ制度
——新型コロナウイルス感染症パンデミック時の対応と課題

鍾宜錚

はじめに

本章では、台湾での、新型コロナウイルス感染症パンデミック時の集中治療や人工呼吸器など医療資源の配分の議論とトリアージ制度の運用について検討し、感染拡大によって顕在化した医療体制の問題や終末期医療の課題を考察する。まず、台湾でのトリアージの一般的な訳語と定義を確認し、次に感染症対策として使われていて、一般的に認識されているトリアージの概念よりも広い意味で捉えられている「分流」の概念を検討する。諸外国と比べて新型コロナウイルス感染症の感染者が少ない台湾で、分流の制度は感染者の症状に適用するだけではなく、入国・帰国者の移動制限も適用対象に含まれ、移動制限の措置がとられている。水際対策の延長線上に位置づけられた台湾の分流制度の特徴とその運用実態を検討したうえで、台湾での医療資源の配分をめぐる議論、そして終末期医療の法制度とトリアージとの関係性を考察する。

1　トリアージの訳語と台湾のトリアージ制度

台湾でのトリアージの議論を検討する前に、まずは日本で一般的に認識されているトリアージの定義を再確認しておく。『生命倫理事典』[1]では、トリアージはフランス語の triage に由来していると説明したうえで、戦闘や戦争によって多数の負傷者が発生し、通常の救急医療体制では対応不可能な状態になった際に、緊急度と重症度に応じて適切な治療や搬送をするために負傷者を選別して搬送・治療の優先順位を決めることと定義している。この意味で、トリアージは戦場災害救急医療の一環として限定的に使用されている概念であるとともに、極限状況のなかでより多くの命を救うために医師の応召義務を例外的に免除することを示す概念でもある[2]。一方、同事典では、患者の容体が急変することに備えて病状の緊急度と重症度に応じて治療の優先順位を決める救急外来トリアージ、または院内トリアージという言葉の定義も述べている。災害トリアージとは異なり、院内トリアージ制度は、通常医療のなかで緊急度の高い患者をいち早く治療することを目的にしている。

使用する場面が異なるが、患者の緊急度を確認し、治療搬送の優先度を決定するという意味に関しては、災害でも通常医療でも共通している。

一方、中国語で、患者の状態を確認して治療の優先順位を決める手法は「検傷分類」(傷病を検査して分類すること）と訳されている。原語の triage の意味と比べて、検傷分類という訳語は患者の緊急度の判定そのものを指す言葉であり、原語よりも選別の意味合いが薄いという特徴がある。台湾でこの検傷分類の制度を最初に導入したのは救急外来であり、一九八八年に一部の医療機関が運用し始めた。(3) 当初は統一の判定基準がなく、医療機関が個別に制度を作成して運用していた。(4) 九九年、行政院衛生署（のちに衛生福利部と改編）が全国統一の四段階検傷分類システムを公表した。二〇一〇年に衛生福利部が四段階に分けた分類基準を見直し、カナダのトリアージシステムの枠組みを参考にしたうえで、五段階に分けた「台湾救急外来検傷制度と分類基準」を公表し、同年に運用を開始した。(5)

他方、災害トリアージに関しては、台湾の「緊急医療救護法」に基づき、負傷者が多数発生した際の対応として運用されている制度がある。(6) 一九九八年、当時の衛生署が「多数の傷病者の発生への対応と緊急医療救護ガイドライン」(7) を公布し、災害時のトリアージ制度と医療機関の責任分担について正式に規定した。その後、九九年に台湾中部で発生した台湾大地震での救護作業をきっかけに、災害トリアージの手法が一般的に認知されるようになった。また、二〇〇〇年に「災害防止と救助法」(8) が成立し、台湾の災害派遣医療チームが発足した。

感染症流行時のトリアージ

前述の災害トリアージと救急外来トリアージに対し、感染症流行時に導入されたのは、感染者と非感染者を対象に「分流」を実施するというものである。これは感染者の対応による通常医療への影響をなるべく減少し、感染者の増加による医療提供体制の逼迫を防ぐための対策である。分流という言葉は本来、「別々で歩く」または「主流から分かれた支流[9]」という意味だが、公衆衛生分野では、感染拡大を防止するために人の移動を管理することを意味している。具体的には隔離・検疫など厳格な移動制限や、移動ルートの仕分けなどの実施によって感染者と非感染者の分流を徹底することである[10]。感染対策のもと、感染者の受診は保健所を通しておこなうことで、それぞれの症状確認や緊急度による搬送先の決定も保健所がおこなう。これに限って、分流による感染者の移動管理はトリアージの機能も兼ねている。したがって、台湾では、一部の生命倫理学者はより広い意味で triage の訳語を分流としている[11]。

2 分流というトリアージ制度とその運用

分流というトリアージについて考察していく前に、まず台湾での新型コロナウイルス感染症の感染状況を確認しておこう。台湾は、新型コロナウイルス感染症の流行初期から厳格な水際対策を実施することで、感染拡大の抑え込みに成功した。アメリカのジョンズ・ホプキンズ大学が集計しているデータ[12]によると、二〇一九年末から二一年四月までの間、台湾では、感染経路不明の市中感染が発生しておらず、新規感染者がゼロの状態が数カ月も続いていたぐらい感染を抑えていた。しかし、二一年五月に感染が急拡大し、全島の警戒レベルが上から二番目の第三級へと引き上げられた。これによって、五月下旬から接待を伴う飲食店やカラオケ、サウナ、スポーツジムなど一部の業種と小・中学校、高校、大学までの教育機関を対象に休業・休校措置をとって、室内・室外の集会人数を厳しく制限した[13]。これらの措置が二カ月間続けられ、七月下旬に警戒レベルが第二級へと引き下げられ、八月中旬以降は再び感染者が一桁程度になって収束しつつある。

感染対策としての分流制度

諸外国と比較して台湾で新型コロナウイルス感染症の感染が抑えられたことには、迅速な水際対策の実施とともに分流制度の徹底が功を奏したとみられている[14]。二〇二〇年二月、中国・武漢で発生した新型コロナウイルス感染症の感染拡大に対応し、衛生福利部疾病管理センターのもとに中央感染症指揮センターが結成された[15]。同年三月、新型コロナウイルス感染症パンデミック対応策として感染者が一部の病院に集中することを避けるため、中央感染症指揮センターが「COVID-19に関する医療機関の分流受診および転院勧告[16]」を制定し、各自治体でのコロナ対応指定機関の一覧表を公表した。実施初期は、発熱や呼吸器の症状と海外渡航歴があって感染の疑いがある人を対象に、原則としてコロナ対応をしている指定医療機関を受診するように規定されていた。同年四月には水際対策の厳格化に伴い、感染の疑いがある人の受診はすべて保健所の指示のもとでおこなうように規制を強化した。このような、感染症対策としての同勧告に基づく医療機関への受診を「分流受診」と呼ぶ。

水際対策の延長として位置づけられた分流受診、そのプロセスは次のとおりである。[17] まず、中央感染症指揮センターは入国者・帰国者、そして感染者の濃厚接触者に対して一律十四日間、自宅か指定場所で待機するように求めている。入国者と帰国者の待機は検疫といい、濃厚接触者など感染の疑いがある人の待機は隔離という。この検疫と隔離の期間に受診が必要な場合、待機者は保健所に連絡したうえで指定の医療機関で受診してPCR検査もおこなう。PCR検査で陽性と判明した場合、感染症対応の病室が設置された医療機関であればそのまま入院するが、そうでない場合は指定医療機関に転院する。PCR検査が陰性で、かつ症状が軽く、入院の必要がない場合は、自宅か指定の場所で十四日間の検疫か隔離の継続が求められる。

分流受診の特徴

前述のように、台湾では市中感染が少なかったため、分流受診の対象者になったのは主に海外からの帰国者と入国者である。また、日本と比較して台湾の隔離・検疫は厳格な移動制限が課されていて、外出は認められない。外出制限に違反した場合は、厳しい罰金が科されることになる。[18] これに応じて保健所の業務にも変化が生じている。本来、保健所の役割は、感染者の病状や緊急度の確認と、必要に応じて受診先の調整とそこまでの交通手段の手配だが、台湾では市中感染が少なかっために帰国者と入国者の外出管理が保健所の主な業務になっている。すなわち、事実上、隔離・検疫期間中の外出許可の判断も分流の一環として、保健所の業務に含まれている。外出許可に関して、たとえば歯科や皮膚科の受診、または妊婦健診など、新型コロナウイルス感染症の症状に該当しない通常医療の受診は、待機期間終了まで控えるか、ＰＣＲ検査が陰性になることを条件に、時間制限のもとで外出が認められる。このことから、帰国者と入国者が通常医療を受診する優先度は、待機期間で下げられるということである。

こうした感染防止対策の一環として厳格に実施された分流の制度は、二〇二一年五月の感染急拡大によってさらに強化された[19]。それまで入国者と帰国者に求められた十四日間の待機が、国内の警戒レベルの引き上げによって、感染拡大の場所・地域を訪れた人々に対して一律抗原検査またはＰＣＲ検査を実施するとともに、検査結果が判明されるまで、原則的に自宅で待機するようにと要請されるようになった。衛生当局は携帯電話の位置情報で検査対象者の移動を把握し、保健所の許可なしでの外出は禁止されるようになった。これに加えて、感染者や、発熱・呼吸器の症状があって感染の可能性がある人は指定場所に隔離され、分流受診の手続きに従い、保健所によるトリアージがおこなわれたうえで指定医療機関を受診するように規定された。感染拡大後の分流は、感染者と非感染者の接触を断つだけではなく、感染症防止に関連する法規制によって人の移動を厳格に管理することも意味している。

3　医療資源の配分とトリアージ

台湾での感染拡大後の分流制度を踏まえたうえで、ここからは医療資源の配分をめぐる議論を検討していこう。本章執筆時点（二〇二二年一月）まで、感染者数を抑えている台湾では、感染者に対する治療方針や受診の手続きについては政府公式のガイドラインが公表されているものの、集中治療や人工呼吸器など希少な医療資源の配分については、感染症の対応を担当する中央感染症指揮センターは「医療機械の数は十分にある」として、配分の必要性を否定していた。[20]実際、台湾の医療資源の状況を確認すると、衛生福利部が二〇二〇年七月に集計したデータでは、治療用人工呼吸器の取り扱い台数は九千九百五十六台で、待機台数は千十八台、十万人あたり四十三台と欧米よりも多いという結果が示された。[21]機械が払底する心配はないものの、呼吸療法士という、患者の呼吸機能の検査や酸素コンセントレーターの点検、人工呼吸器の管理、吸引、抜管への評価、患者の呼吸パターンの監視・分析など呼吸器の関連業務を専門的に扱う医療従事者の人数は減少傾向にあると指摘している。[22]日本の呼吸療法認定士に該当する呼吸療法士の役割は、新型コロナウイルス感染症パンデミックでその重要性が増しているなか、資格をもつものの仕事に就いていない、いわゆる潜在的呼吸療法士の数は全体の四〇％を超えているといわれている。[23]その理由は、台湾の病院機能評価制度での人員配置標準では、呼吸療法士の定員数の設定が少なく、多くの呼吸療法士が行き場を失っていることにあるといわれている。この制度では、集中治療室は十五床ごとに呼吸療法士を一人配置して二十四時間体制で対応する必要があると定めている。同様に、亜急性期、慢性期の集中治療での呼吸ケアに関しては、それぞれ十床に一人、三十床に一人と定めている。[24] つまり、集中治療室での呼吸療法士対患者の配置標準を一対十五、亜急性期の呼吸治療の病床は一対十、慢性期の呼吸ケアの病床は一対三十と定めていた。必要な定員数が少ないことで、結果的に潜在的呼吸療法士を作り出したことになる。

このような状況を受けて、中華民国呼吸療法士会は評価機関に定員増加を継続的に求めた。その結果、二〇一九年に病院機能評価制度が見直され、呼吸療法士の定員が十五床に一人から七・五床に一人へと増加したが、[25] 感染症の流行に対応するにはいまだに十分とはいえない状態だと指摘されている。[26] つまり、台湾では、医療資源の希少性は機械の数よりも専門の医療スタッフ不足によって生じているとみられている。

医療資源の配分基準と治療指針の見直し

こうした状況のなかで、希少な医療資源の配分基準の指針作りを提案する論文が発表された。[27] 日本の厚生労働省アドバイザリーボードに相当する組織である新型コロナウイルス感染症専門家諮問委員会委員を務め、台湾臨床研究倫理学会理事長でもある国立台湾大学附属病院の蔡甫昌医師と同病院の救命救急専門医、内科医ら四人が論文を発表し、アメリカのピッツバーグ大学医学部救命救急科の指針を参考に、政府に希少な医療資源の配分基準に関する指針作りを呼びかけた。

同論文では、トリアージオフィサーとトリアージ審査委員会の設置の重要性と、重症治療に関する定期的な再評価の必要性を論じたうえで、ＩＣＵの入室と人工呼吸器の配分基準を次のように提案した。まず、「生存者数」と「生存年数」の最大化を基準に、患者の「入院生存予後」と「短期間生存予後」に応じて個別の患者の点数を計算する。毎日最低二回ＩＣＵ入室の優先枠を決め、それに応じてＩＣＵの入・退室を決めるなど、集中治療の資源配分の可能性を提案した。

これに加えて、台湾南部最大の医療機関である奇美医院に勤める緩和医療医の謝宛婷医師も、小児科と救命救急科の専門医との共著論文では、医療資源の配分に関する倫理的概念と原則を検討したうえで、緊急時の倫理コンサルティングチームの設立と、緩和医療の早期導入の必要性を論じながら、同じく政府に医療資源の配分に関する倫理指針の早期作成を呼びかけた。

同論文では、パンデミック時の事前指示書の作成と終末期の医療方針をめぐる話し合い、いわゆるアドバンス・ケア・プランニング（ＡＣＰ）について次のように論述して、その意義を強調した。

パンデミック時の事前指示書はあらゆる選択肢と、予後の状況、将来への影響を検討し、自己の生存の危機およびリスクに向き合いながら、後悔しない、十分な準備をするために作成した計画であって、苦痛から逃げることでもなく、命を諦めることでもない[28]。

治療指針の改正

医療資源配分の指針作りに対して台湾政府は消極的な態度を示していたが、二〇二一年五月上旬の感染急拡大に応じて、医学系学会の治療指針に改定の動きがみられた。新型コロナウイルス感染症の重症者の治療について、中華民国重症医学会と台湾救急集中治療医学会、台湾救急救命医学会は二〇年四月に「COVID-19重症者治療暫定合意第１版[29]」を共同で制定し、重症者への治療方針を公表していた。そして二一年五月の感染急拡大に応じて、三学会は同月二十四日に「COVID-19重症者治療暫定合意第２版[30]」を公表し、集中治療室の転出要件や、倫理的に困難な場面の想定とその対処法を明示したのだ。

三学会が公表した「暫定合意」は、通常時では、医療資源やベッドの運用を考慮し、患者に積極的な治療が必要ない場合には病状が悪化しても集中治療室からの転出が可能としたうえで、パンデミック時に多くの患者が生じる場合、ベッド数の不足を考慮してＩＣＵの入室は通常よりも慎重な判断が必要と強調した。具体的には、集中治療室の転出は善行、無危害、自律尊重、正義という医療倫理の四原則に基づいて判断することを前提としたうえで、医療資源の提供に際しては公平性を重視し、かつ医療従事者の安全確保が必要と強調した。新型コロナウイルス感染症の重症患者に関しては、最大救命原則のもと体外式膜型人工肺使用の必要がなく、集中治療室で治療を受ける期間が短い、予後は比較的に良好の患者を優先的に治療するように、という方針を明示した。

さらに、集中治療室が満床の状態で心肺停止した患者に対し、短時間の処置で心拍が回復できる状況を除き、心肺蘇生法のような長時間の繰り返しが必要な救命処置について、施さない選択もありうると述べている。高齢者や末期がんの患者について、事前指示書の有無を含めて本人とその家族に治療方針を検討したうえで入室を判断するようにと明示した。

4　終末期医療の法制度とトリアージ

前記の「暫定合意」では、事前指示書の有無がＩＣＵ入室の判断基準として挙げられたことから、最後に台湾での終末期医療の法制度とトリアージについて検討する。

ここでは、まず台湾での新型コロナウイルス感染症による死亡者数の状況を確認する。アメリカのジョンズ・ホプキンズ大学が集計したデータ[31]によると、台湾では、感染者が比較的に少ないこともあって、諸外国と比較して死亡者数も桁違いに少ない。二〇二〇年一月から二一年五月十一日までの累計死亡者数は十二人できわめて少なかったが、感染拡大によって死亡者数は二カ月足らずで七百八十七人へと急増した。警戒レベル第三級の発令などで感染状況が収束し、本章執筆時点までの死亡者数は再び毎日一人か二人程度で沈静化している。

ＤＮＲ指示と治療の中止

二カ月間で死亡者数が急増した要因について、中央感染症指揮センターは感染者のうち高齢者や基礎疾患をもつ人の割合が高かったことだと説明している[32]。しかし、専門家のなかには、心肺蘇生法も含めた延命治療を拒否する指示書、いわゆるＤＮＲ指示（Do Not Resuscitate）の使用も、死亡者の増加要因の一つだと指摘する人もいる。台湾では二〇〇〇年に安寧緩和医療法が成立し、終末期医療の法制化がなされた。それによって、本人または家族の代理決定による延命治療の差し控えまたは中止が可能になった。そのため、新型コロナウイルス感染症専門家諮問委員会の会長、張上淳医師は定例の記者会見で、死亡者のうち二〇％近くの人がＤＮＲ指示に署名していることに言及し、人工呼吸器を使用すれば生き延びる可能性があると発言した。これに対し、臨床現場の医師から批判が殺到し、のちに張医師が謝罪するような事態へと発展した。[33]

報道や声明を通じて不満の声をあげていたのは、主に緩和医療に携わる臨床現場の医師である。彼らは、ＤＮＲ指示による治療中止は、本人の病状と予後を診断し、本人および家族とあらゆる検討をしたうえでおこなうものであり、パンデミック時でも通常時の判断と同様におこなっていて、ＤＮＲは治療放棄を意味しているわけではないと強調した。[34]

しかしながら、こうした声に対して台湾の非営利・独立系の報道機関・報導者は、二〇二一年六月二日の特集で、感染拡大初期には感染症専用ベッドの準備が不足し、人工呼吸器の調達も遅れたことで、現場の医師は十分な医療提供ができず、患者に挿管意思の有無を確認せざるをえないという状況が存在していたことを報道した。[35]「新型コロナウイルス感染症での医療倫理の衝撃――人工呼吸器がない、病床も満杯。ＤＮＲに署名する気があるか、患者さんに聞いてもらえる？」という見出しのもと、感染拡大初期の医療現場の混乱が伝えられた。同記事からは、感染拡大の初期には、感染者増加のスピードに医療が追いつかず、患者の集中を防ぐ分流制度が機能不全に陥ったことが読み取れる。六月下旬には、分流制度の見直しや、病床不足に関する地方自治体の連携が強化されたことで、混乱の状況が大幅に改善され、死亡者数も減少傾向になった。しかしながら、感染の急拡大によって、DNR指示が不適切に使われた事例が存在していたことが示されている。事前指示書の有無によって医療を受ける順位に影響があったのか、感染拡大のなかで治療中止の意思確認と中止のタイミングについて十分な話し合いができていたのか、死亡者数の増加の一因になったのかについて、さらに検証が必要と思われる。

おわりに

ここまで台湾での新型コロナウイルス感染症の感染状況とトリアージ制度を考察し、感染拡大によってもたらされた影響と医療資源の配分に関する問題点を中心に検討した。パンデミック発生の初期から厳格な水際対策をとることで一年以上にわたって新型コロナウイルス感染症の感染拡大を抑えてきた台湾では、感染者の増加による医療逼迫の状況が少なく、死亡者の数も少ない。感染拡大による医療体制の逼迫を防ぐために導入された分流受診の政策も、市中感染が少ないことで、帰国者・入国者の移動管理を中心におこなうことになった。感染リスクを減らす観点から待機期間中に帰国者・入国者の受診の優先度が下げられることになって、外出許可の判断もトリアージの一環として扱われていた。感染対策としての分流制度は、医療資源だけではなく、専用のタクシーやバス、受診先の調整、行動の見守りなど、移動管理に関わるすべての資源を配分する観点でおこなわれている。

医療資源の配分について、台湾では人工呼吸器の数は多いものの専門の医療スタッフが不足していることで、医療現場からは人員配置の改善や医療資源配分に関する指針作りを求める声があがっている。これに対して、台湾政府は感染対策の重点は水際での封じ込めに置いていることと市中感染が少ないことで、慎重な姿勢を示していた。そのような状況で二〇二一年五月上旬に感染が急拡大し、十分な医療提供ができず、患者にＤＮＲ指示や治療中止の意思を確認せざるをえない事例が報じられた。感染症の流行によって浮き彫りになった医療体制の問題とその解決策、医療資源の使用に対する社会的意識の変化について、感染状況の推移を見守りながら、さらに検討する必要があると思われる。

最後に、感染状況が抑えられている台湾で、医療体制への影響は少ないものの、厳格な感染対策と分流制度によって生じた人権の問題と社会的分断について少し触れておきたい。

二〇二一年五月の感染拡大まで、実は一年以上水際対策に重点を置き、帰国者・入国者に厳しい移動制限措置を課している。一部の在留資格者を除いてすべての外国人の入国が認められず、国境が閉じられていた。そんななか、帰国者やパイロット、客室乗務員など、渡航歴がある人々に対する社会の監視や世論の風向きが厳しくなっている現象が報じられた。たとえば、入国後の待機期間は外出禁止のため、毎日の位置や体調の確認、食料品の配布など、待機者へのサポート業務は、所在地の「里長」が担当することになっている。[36]里長というのは、日本の町に相当し、行政区画の一つである「里」の首長である。里長が、保健所から待機者の住所と連絡先の情報を受けて、警察機関と連携して待機者の状況を見守る体制になっている。待機者の個人情報は、プライバシー保護の観点から厳重に取り扱われると法的に定められたものの、一部の地域では、帰国者の住所をほかの住民に公表するような事例が生じてしまっている。[37]

また、パイロットや客室乗務員に関しては、勤務終了後は一定期間、指定場所での待機が求められるほか、分流制度によって待機期間中は通常医療の受診が制限される。そのため、一部の人には長期間にわたって受診の権利が制限される事態が生じている。[38]

感染状況が抑えられ、水際対策の「優等生」と報じられている台湾で、感染対策を最優先にした背後に、不利益を被る人たちが存在し、社会の分断が生じている。新型コロナウイルス感染症パンデミックが長期化しているなかで、感染拡大を極力減らし、いわゆるゼロコロナの状況を目指している台湾で、「社会的隔離」がもたらした影響は重要な課題としてあげられる。少数者の権利と感染拡大の防止の両立や医療体制の見直しなど、新型コロナウイルス感染症がもたらした課題が山積している。欧米諸国を中心に with コロナの方法を模索しているなかで、台湾はどこへ向かうのか、コロナとの共生、人との共生はどうあるべきかについて、さらに社会的な議論が必要だろう。

注

(1) 酒井明夫/中里巧/藤尾均/森下直貴/盛永審一郎編『生命倫理事典 新版増補』太陽出版、二〇一〇年

（2）トリアージの概念と医師の応召義務の免除について、香川知晶『命は誰のものか 増補改訂版』（［ディスカヴァー携書］、ディスカヴァー・トゥエンティワン、二〇二一年）第二章に関連の議論が整理されている。

（3）鍾亢「落実急診五級検傷的重要性」「長庚医訊」第三十八巻第八期、長庚紀念医院、二〇一七年

（4）同論文

（5）邱曉彦／陳麗琴／林琇珠／桑潁潁／康巧娟／邱艶芬「台湾急診検傷新趨勢――五級検傷分類系統」「護理雑誌」第五十五巻第三期、台湾護理学会、二〇〇八年

（6）「緊急医療救護法」全文五十五条、一九九五年八月九日に総統令華総（一）義字第五八九三号で公布、同日から施行。

（7）行政院衛生署、衛署医字第八七〇二四三九三号「衛生機関及医療機構処理大量傷病患緊急医療救護作業要点」、一九九八年四月二十七日に公布。

（8）「災害防救法」全文五十二条、二〇〇〇年七月十九日に総統令華総（一）義字第八九〇〇一七八七一〇号で公布、同日から施行。

（9）教育部「重編国語辞典修訂本」二〇二一年（https://dict.revised.moe.edu.tw）［二〇二二年一月三十日アクセス］

（10）衛生福利部疾病管制署「医療院所因応COVID-19分流就医及転診建議」二〇二〇年三月十二日制定を参照。

（11）蔡甫昌／胡嘉輝／古世基／方震中「伝染病大流行下之重症医療資源分配与倫理」「台湾医学」第二十四巻第六期、台湾医学会、中華民国医師公会全国聯合会、二〇二〇年、六〇五―六一一ページ

（12）Johns Hopkins University, "COVID-19 Dashboard," (https://coronavirus.jhu.edu/map.html)［二〇

二一年一月三十日アクセス〕
（13）「台湾全域が新型コロナウイルスの警戒レベル「第3級」の対象に」「台北経済新聞」二〇二一年五月二十一日付（https://taipei.keizai.biz/headline/320/）〔二〇二一年一月三十日アクセス〕
（14）台湾での新型コロナウイルス感染症への対応について、松田春香「韓国・台湾のCOVID-19への対応――コロナ禍があぶり出した諸問題、台湾抑え込みの成功要因」（笹川平和財団アジア事業グループ「コロナ対応から考えるアジアと世界」プロジェクト報告〔https://www.spf.org/asia-peace/covid19/20210402_5.html〕〔二〇二一年一月三十日アクセス〕）参照。
（15）同ウェブサイト
（16）前掲「医療院所因応COVID-19分流就医及転診建議」
（17）同資料
（18）違反者は、台湾の「感染症制御法（伝染病防治法）」第六十七条、第六十九条、第七十条の規定によって日本円で約百二十万円以下の罰金を科される。感染症制御法の日本語訳は次のサイトで閲覧が可能。「台湾の感染症制御法（伝染病防治法）の翻訳を公開します」（https://www.pandemic-philosophy.com）〔二〇二一年一月三十日アクセス〕
（19）衛生福利部疾病管制署「医療院所因応COVID-19分流就医及転診建議」二〇二一年八月二日改正
（20）「台湾1200台呼吸器待命調度 指揮中心：量足夠」「工商時報」二〇二〇年三月二十九日付
（21）前掲「伝染病大流行下之重症医療資源分配与倫理」
（22）同論文
（23）陳稚華「信伝媒」「武漢肺炎抗疫》台湾呼吸器夠了…但「呼吸治療師」夠嗎?」」二〇二〇年四月二十日付（https://www.cmmedia.com.tw/home/articles/20909）〔二〇二一年一月三十日アクセス〕

（24）衛生福利部、衛署医字第一〇〇〇〇二六〇九八三号「新制医院評鑑及新制教学医院評鑑作業程序」、二〇一一年四月十三日に公布。
（25）衛生福利部、衛部医字第一〇八一六六一五九八号「108年度医院評鑑及教学医院評鑑作業程序」、二〇一九年四月九日に公布。
（26）前掲「武漢肺炎抗疫》台湾呼吸器夠了…但「呼吸治療師」夠嗎？」
（27）前掲「伝染病大流行下之重症医療資源分配与倫理」
（28）謝宛婷／林秀娟／林宏栄「COVID-19大流行――匱乏医療資源的分配倫理、臨終人道関懐和健康照護機構的法律責任」「台湾医界」第六十三巻第七号、中華民国医師公会全国聯合会、二〇二〇年、五一―五七ページ
（29）中華民国重症医学会／台湾急救加護医学会／台湾胸腔重症加護医学会「新型冠状病毒感染（COVID-19）重症照護暫行共識 第一版」二〇二〇年四月十六日公表
（30）中華民国重症医学会／台湾急救加護医学会／台湾胸腔重症加護医学会「新型冠状病毒感染（COVID-19）重症照護暫行共識 第二版」二〇二一年五月二十四日公表
（31）Johns Hopkins University, “COVID-19 Dashboard”
（32）「台湾新型コロナウイルス感染症致死率三・二％ 高齢、慢性病為主因」「中央通訊社」二〇二一年六月十二日付
（33）「張上淳称若無簽ＤＮＲ有機会救回 医――無論有没有都救到底」「聯合報」二〇二一年七月六日付
（34）同記事
（35）「COVID-19風暴的医療倫理撞撃――「没有呼吸器、也没病房了、你去問問病人要不要簽ＤＮＲ？」」「報導者 The Reporter」二〇二一年六月二日（https://www.twreporter.org/a/covid-19-

medical-ethics-impact)［二〇二二年一月三十一日アクセス］

（36）「台湾 海外帰りの市民を「徹底隔離」その内情は…GPSで監視、守らなければ360万円罰金も」「毎日新聞」二〇二〇年三月二十六日付

（37）「小社会裡的替罪羊——幾無容身処的農村感染者、艱難復帰路」「報導者 The Reporter」二〇二一年八月三十日（https://www.twreporter.org/a/covid-19-agriculture-countryside-discrimination）［二〇二二年一月三十一日アクセス］

（38）“People think pilots are murderers because we brought back the virus: Taiwan’s Covid scapegoats,” *The Telegraph*, Sep. 10, 2021.（https://www.telegraph.co.uk/global-health/science-and-disease/people-think-pilots-murderers-brought-back-virus-taiwans-covid/）［二〇二二年一月三十一日アクセス］

第４章　新型コロナウイルス感染症パンデミックでのトリアージをめぐる日本の医療界の議論

竹下 啓

はじめに

二〇一九年末から始まった新型コロナウイルス感染症の拡大に対して、二〇二〇年三月十一日にWHO（世界保健機関）がパンデミックであるという認識を示した。その段階ですでに北イタリアで感染者数が爆発的に増加し、人工呼吸器をはじめとする医療資源が不足する事態が発生したことが日本でも報道された[1]。また、国際的な医学雑誌でも、人工呼吸器の配分をめぐる論考や北イタリアの集中治療医のインタビューが掲載された[2]。三月下旬になると、アメリカ・ニューヨークでも医療資源の逼迫が生じていることが報道だけでなくソーシャル・ネットワーキング・サービスなどでもリアルタイムで共有されるようになった。廊下に所狭しと並べられたストレッチャー上で診療を受ける患者の様子は、日本の医療従事者にも衝撃を与えた。[3]

日本では、小・中学校、高校、特別支援学校が二〇二〇年三月二日から臨時休校になった。三月十三日には新型インフルエンザ等対策特別措置法が一部改正され、四月七日に東京、神奈川、埼玉、千葉、大阪、兵庫、福岡の七都府県を対象に、四月十六日には全国に拡大して、緊急事態宣言が発出された。その頃の感染者数は、第五波と第六波を経験した現在（二〇二二年一月末）の私たちからみれば非常に少ないものだったが、マスクや防護服など感染防止対策上必須の衛生材料の供給は滞っていて、医療現場では悲壮感が漂っていた。

パンデミックでの倫理的問題には、監視と予防、パンデミックの宣言をするかどうか、するとしたらいつ宣言するか、隔離、検疫、地域の封じ込め策や自己遮蔽、国境管理、ワクチンやＩＣＵ（集中治療室）の病床などの希少な医療資源の配分、パンデミック下での医療従事者が治療をおこなう義務、パンデミック対応のコストを負う人たちへの補償などがあるとされ、[4]実際にはそれら以上の問題を私たちは経験することになった。[5]そのなかで、本章では、医療資源の配分の問題に焦点を当て、新型コロナウイルス感染症パンデミック以前から提案されていた、あるいはパンデミック早期に提案された医療資源の配分に関する提言や指針などを振り返る。次いで、生命・医療倫理研究会[6]の有志が二〇二〇年三月三十日に公表した「COVID-19の感染爆発時における人工呼吸器の配分を判断するプロセスについての提言」[7]（以下、生命・医療倫理研究会提言と略記）での人工呼吸器の配分の考え方について解説する。最後に、実際に第五波の日本でおこなわれた急性期医療に必要な医療資源の配分について考察する。

1　今回のパンデミック以前とパンデミック早期でのトリアージに関する提言・指針

トリアージとは、患者の緊急の医療需要とそれらの需要に対応する際の医学的な成功の可能性に基づいて、患者をスクリーニングするプロセスとされている。[8] 医療の現場では、トリアージの対象になる医療需要によって、ＩＣＵトリアージとか人工呼吸器トリアージなどと慣用されている。

トリアージは平時の救急外来でもおこなわれていて、「院内トリアージ」として診療報酬に加算される。院内トリアージでは、トリアージを担当する看護師（トリアージナース）が患者を評価し、分類し、重症度と緊急度に照らして患者の優先順位を決定し、重症度と緊急度が最も高い患者に優先して医療が提供される。平時の救急外来であれば、最終的にはすべての患者に医療を提供できる。しかし、もし単位時間での医療需要が急激に増大し（サージ）、必要な時間内にサージに見合う医療資源（サージキャパシティ）の拡張ができなければ、最終的に医療資源を配分することができない患者が発生してしまう。つまり、トリアージの意味するところは医療資源の逼迫度に応じて変化し、需要が供給を圧倒するような状況では、医療資源の再配分が必要になることも考えられる（表1）。

表1　サージの大きさに応じたトリアージの適用

サージの大きさ		小規模	中規模	大規模（圧倒的）
医療水準		コンベンショナル（平時同様）	コンティンジェンシー（逼迫するが平時同様を目指す）	クライシス（Crisis Standards of Care）
対応策		節約 代用	節約 代用 適応 再利用	節約 代用 適応 再利用 再配分
トリアージのタイプ		ルーチン	ルーチン	災害
使用されるトリアージの構成要素	分類	●	●	●
	優先順位付け	●	●	●
	資源配分			●

（出典：Michael D. Christian, “Triage,” *Crit Care Clin*, 35(4), 2019, pp. 575-589.）

トリアージを含むサージへの対応について、日本では新型コロナウイルス感染症パンデミック以前にも、東日本大震災をはじめ自然災害の経験に基づく文脈、二〇二〇年夏に開催予定だった東京オリンピック・パラリンピックに伴うＭＣＩ（Mass Casualty Incident：多数傷病者事故）の発生を想定した文脈、新型インフルエンザパンデミックに備える文脈での議論があった。それらの議論のなかには、いわゆるＩＣＵトリアージを含む新型コロナウイルス感染症パンデミックでも活用できる指針などが含まれていた。

自然災害の経験に基づく文脈

日本の医療現場でトリアージの必要性が強く認識されるようになった契機は一九九五年に発生した阪神・淡路大震災といわれている。[9] 現在広く使用されているＳＴＡＲＴ（Simple Triage And Rapid Treatment）法によるトリアージ（図

1）では、歩行の可否、自発呼吸の有無、呼吸や循環の状態によって患者がふるい分けられる。用手的に気道を確保しても自発呼吸がない場合には、無呼吸群（黒タグ）と判断される。平時であれば無呼吸の患者には心肺蘇生が実施されるが、災害現場で黒タグに分類された患者の搬送順位は最後になって、基本的に医療は提供されない。

二〇一一年の東日本大震災後には、日本新生児成育医学会・新生児医療連絡会が「災害時の新生児医療体制復旧手順[10]」を作成し、被災した新生児集中治療室（ＮＩＣＵ）からの避難におけるトリアージを提案している。この資料内の「ＮＩＣＵでの緊急避難トリアージ分類（案）」は、「限られ

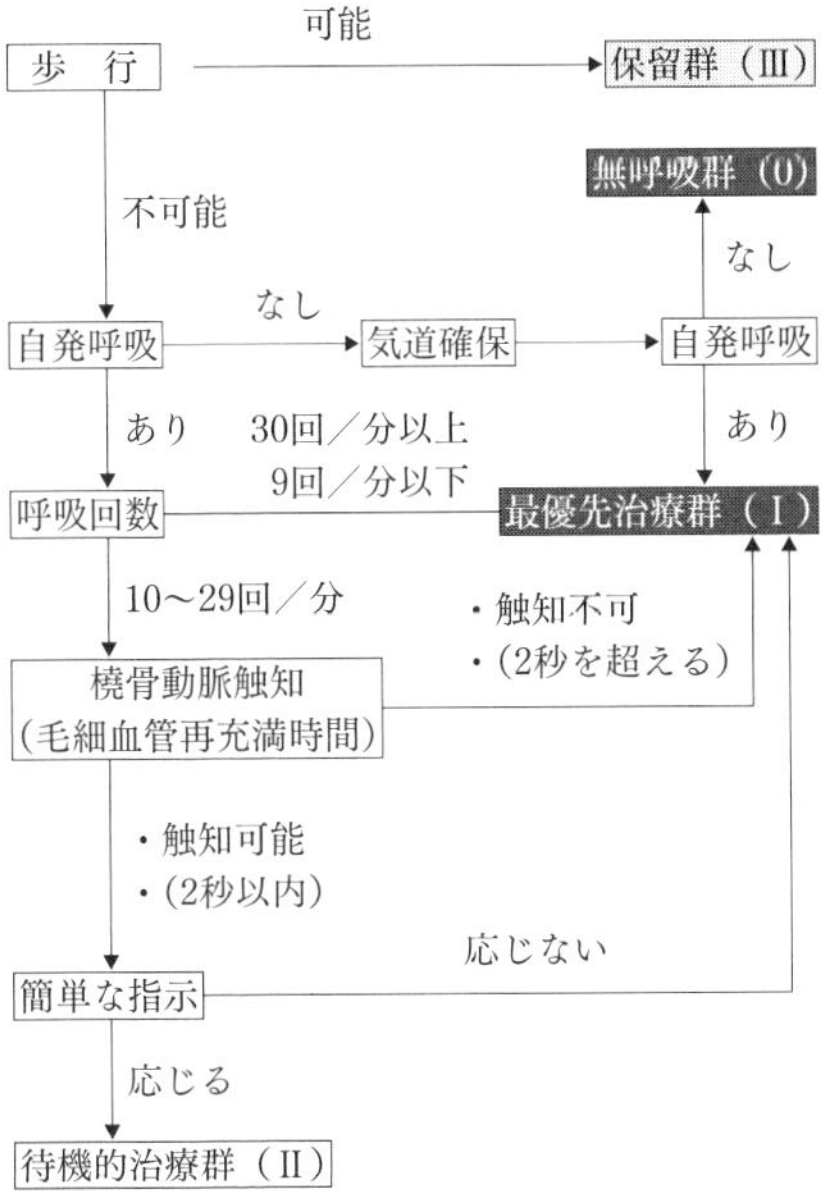

図1　START 法によるトリアージ

（出典：山本保博監修、東京都福祉保健局「トリアージ ハンドブック」東京都福祉保健局医療政策部救急災害医療課、2013年）

た時間と人員でより多くの病児を助けるために」、ＮＩＣＵに入院中という脆弱な状態の児のなかで、より軽症の児を優先するという考え方で設計されている。すなわち、医学的には最も軽症である「医療的ケアを必要としない児」が最優先の緑タグに分類される。次に優先される黄タグは「点滴・経管栄養など要する児」、さらに赤タグが「一般的な呼吸管理（経鼻的持続陽圧呼吸療法を含む）、循環作動薬などの持続点滴、酸素投与などを要する児」になって、最後の灰タグが「高度な呼吸管理、特殊治療（低体温、ＮＯ吸入、他）中の児など」、ＮＩＣＵからの避難自体が児の生命を脅かす場合になっている。

ＳＴＡＲＴ法によるトリアージも「ＮＩＣＵでの緊急避難トリアージ分類（案）」も、最終的に対象となる介入が実施されない患者が発生しうる「災害」タイプのトリアージである。

ＭＣＩ発生を想定した文脈

二〇二〇年夏に予定されていた東京オリンピック・パラリンピックを見据え、関連学会がＭＣＩに対応するための指針を公表した[11]。二〇年三月六日に日本集中治療医学会危機管理委員会が発行した『災害時の集中治療室』では、カナダ・オンタリオ州のインフルエンザパンデミックに対応するための集中治療トリアージのプロトコール（オンタリオプロトコール[12]）が紹介されている。オンタリオプロトコールはインフルエンザ患者だけでなくＩＣＵを必要とするすべての重症患者を対象とし[13]、ＩＣＵが必要な重症患者の選定とＩＣＵでの治療が転帰を改善しない重症患者の除外をおこない、さらにＩＣＵ入室後の重症度の変化を勘案したＩＣＵ使用優先順位の設定を提案している。重症度の評価にはSOFA（Sequential Organ-Failure Assessment）スコアを採用して基礎疾患によらず一律に評価する一方で、除外基準のなかに八十五歳以上の高齢者、進行した治療不可能な神経筋疾患、重度の認知機能障害などを含めている。

新型インフルエンザパンデミックに備える文脈

新型コロナウイルス感染症パンデミックへの対応として日本で最も早期に医療資源の配分についての考え方を示したのは、筆者が知るかぎりでは日本集中治療医学会危機管理委員会だった。同委員会は、二〇二〇年二月十日に「新型コロナウイルスへのICU対応について[14]」という文書をウェブサイト上で公開し、一二年に同委員会が発表した「インフルエンザ大流行や大災害時の集中治療室と病院における対策のための推奨手順と標準手順書[15]」を新型コロナウイルス感染症への対応策として参考にするよう周知した。このICUトリアージの手順書は、新型インフルエンザ大流行や大災害時でのヨーロッパ集中治療医学会タスクフォースのサマリーレポートを取りまとめて和訳したもので、全部で百三ページある。除外基準を含むトリアージの基本構造は、オンタリオプロトコールと同様である。

入院病床全体の配分計画については、学会レベルではなく行政レベルで議論がなされていた。たとえば、二〇一三年に内閣官房が取りまとめた「新型インフルエンザ等対策ガイドライン[16]」は、パンデミックが進行した地域感染期（各都道府県で新型インフルエンザ等の患者の接触歴が疫学調査で追えなくなった状態）で、「入院している新型インフルエンザ等患者のうち、重症ではないものについては自宅での療養とすることを医療機関に対して周知し、重症者のための病床を確保する」、「入院治療が必要な新型インフルエンザ等患者の増加に応じて、緊急時には一時的に定員超過収容等を行うことはやむを得ない」、「医療機関は、原則として、待機的入院、待機的手術を控えることとする」など、入院トリアージやサージキャパシティの拡張について明記していた。

備考
2012年に公表した「インフルエンザ大流行や大災害時の集中治療室と病院における対策のための推奨手順と標準手順書」の再周知
「ECMOの禁忌・適応外」、「ECMOwithdrawal（撤退）・DNAR」について言及
「ベンチレーターや個人防護具、ICUの保全がままならない状況になった、または早晩そのようになることが見込まれる状況」を想定
「患者安全の確保、適切な医療の供給および医療資源の確保の観点から手術トリアージが必要」との見解
医療資源配分の観点から人工呼吸器を含む生命維持治療の差し控え・中止の考え方を提言

2　新型コロナウイルス感染症パンデミック早期に公表された指針など（表2）

ＥＣＭＯに関しては、二〇二〇年二月二十七日に、日本集中治療医学会、日本救急医学会、日本呼吸療法医学会などが合同で、「COVID-19急性呼吸不全への人工呼吸とＥＣＭＯ基本的注意事項」[17]を公表した。ＥＣＭＯの禁忌として不可逆性の基礎疾患と末期癌が挙げられ、「年齢七十五才以上は予後が悪く、一般的には適応外」と記載していた。また、ＥＣＭＯを導入しても高度な肺線維化が生じた場合はwithdrawal（撤退）をしなければならないこ

表2　新型コロナウイルス感染症パンデミックで医療系学会が公表した「トリアージ」に関する提言など（筆者作成）

作成主体	タイトル	公表年月日
日本集中治療医学会	新型コロナウイルスへのICU対応について	2020年2月10日
日本集中治療医学会、日本救急医学会等7団体	COVID-19急性呼吸不全への人工呼吸とECMO基本的注意事項	2020年2月27日
日本整形外科学会	新型コロナウイルス感染拡大に伴う整形外科手術のトリアージについて	2020年4月10日
日本外科学会	新型コロナウイルス感染症蔓延期における外科手術トリアージの目安（改訂版ver2.4）	2020年4月14日
日本集中治療医学会	新型コロナウイルス感染症（coronavirus disease 2019, COVID-19）流行に際しての医療資源配分の観点からの治療の差し控え・中止についての提言	2020年11月20日

ともあることについて、ＥＣＭＯを導入する前にインフォームド・コンセントを得ることが推奨されていた。より詳細な指針は、日本集中治療医学会、日本呼吸療法医学会、日本救急医学会を中心に出版された。[18]

筆者の勤務先がある神奈川県では、ダイヤモンド・プリンセス号の経験を踏まえ、二〇二〇年三月上旬の段階で、受け入れる患者の重症度別に病院を分類し、パンデミックのフェーズごとにそれぞれの病床配分を決めていくという議論が始まっていて、入院トリアージについては具体的な姿が見え始めていた。[19] 神奈川モデルはその後も適宜見直され、「入院優先度判断スコア」や「延期できる可能性がある入院・手術例」などが神奈川県から県内の病院に発出された。[20]

また、「新型インフルエンザ等対策ガイドライン」が参照されたのかは不明だが、日本外科学会と日本整形外科学会が二〇二〇年四月に手術トリアージについての基準を示した。たとえば、日本外科学会の外科手術トリアージ表[21]では、医療供給体制の逼迫時には数日から数カ月以内に手術しないと致命的になりうる疾患で「代替治療を考慮し、やむを得ない場合のみ適切な感染予防策を講じたうえで慎重に実施」としていて、それ以外の手術に関しては「延期」または「可能であれば延期」としている。

人工呼吸器については、二〇二〇年十一月に日本集中治療医学会臨床倫理委員会が中心になって、「新型コロナウイルス感染症（coronavirus disease 2019, COVID-19）流行に際しての医療資源配分の観点からの治療の差し控え・中止についての提言」を公表し、医療資源の配分の観点から人工呼吸器などの生命維持治療装置を用いた治療の差し控えと中止が発生する状況を想定したうえで、方針決定のあり方について提案した[22]。

3　生命・医療倫理研究会提言での人工呼吸器トリアージの考え方

ここまで述べてきたとおり、入院、ＩＣＵ、ＥＣＭＯをめぐるトリアージについては、二〇二〇年三月の時点ですでに一定の指針が示されていた。しかしながら、人工呼吸器については指針がなかったため、生命・医療倫理研究会の有志は人工呼吸器の配分を判断するプロセスについての提言を作成し、三月三十日に生命・医療倫理研究会のウェブサイトで公開した。

提言作成の目的の一つは、特に政府に対して医療資源の不足を回避することに全力を尽くすことを要望すると同時に、行政レベルや学会レベルでの公的な指針を作成することを呼びかけることであった。そしてもう一つの目的は、公的ガイドラインが不在の状況で、それぞれの病院に対して、人工呼吸器の不足が現実の問題になった場合にどう対応するかを考えるうえでのたたき台を提供することであった。これまでに経験したことがない事態に、現場の医療従事者がなし崩し的に厳しい判断をする状況に追い込まれるのではなく、少なくとも病院単位では、その病院のポリシーや対応策を病院長が責任をもって判断する必要があることを伝えたいと考えた。生命・医療倫理研究会提言に対しては、賛否両面から多くの意見をいただいた。特に批判的な視点からの主な論点を表3[23]に示す。本章では、選択基準と再配分について説明する。

生命・医療倫理研究会提言では、医療需要が医療の供給を圧倒するレベルの感染爆発には災害医療として対応するべきであって、「一人ひとりの患者さんに最善を尽くす医療」から「できるだけ多くの生命を助ける医療」へ転換が迫られるという認識を示した。人工呼吸器が払底している状況での人工呼吸器トリアージは、人工呼吸器を配分されない人が生じてしまう「災害」タイプのトリアージになるが、そのような場合の基準と優先順位をどうしたらいいの

表3　生命・医療倫理研究会提言をめぐる議論

1、提言全体に対する論点 ①トリアージの定式化 ②人工呼吸器への着目 ③発表の時期 ④医療機関への丸投げである ⑤フローチャート化への疑問 ⑥利益相反
2、提言の内容に対する論点 ①選択基準 ②本人意思の尊重 ③再配分 ④選択手続き

（出典：静岡大学・堂囿俊彦教授による）

かを検討した。

医療資源にアクセスできたときを基準にして、時間的に先にアクセスした人を優先するのが先着順である。先着順については、病院や医療従事者の注意喚起を早期に得られた人、たまたま病気になったのが早かった人、集中治療を提供できる病院が近かった人に有利になるのが問題だという指摘がある。[24] また、理論的には、全体の救命者数が少なくなると考えられる。先着順で医療資源を配分し、さらに再配分を容認しない場合、医療資源の使い控えが助長されて資源の有効活用が妨げられることも懸念される。

運を基準として、くじ引きで決めることも考えられるだろう。しかし、もし再配分を容認しないのであれば、くじ引きが使えるのはある医療資源が必要な患者が同時に発生して競合した場合に限定されるため、実質的には先着順と変わらないと考えられる。

医学的な状態で考える場合、重症度を基準にしてより重症の患者を優先することと、人工呼吸器であれば人工呼吸器という介入に対する医学的効果の大きさを基準にして、期待される介入の効果が大きい順番にすることが考えられる。平時の救急外来を想起する人は、前者がいいと考えるかもしれない。しかし、人工呼吸器が必要な最重症の患者間での人工呼吸器の配分を決定する際に、生命・医療倫理研究会提言では、人工呼吸器によってどれだけ救命できる可能性が高いかを基準にして判断するべきだと考えた。

人工呼吸器が一台しかないところに人工呼吸器が必要な二人の患者が搬送された場合

あと一台しか人工呼吸器がないところに、人工呼吸器が必要なＡさんとＢさんが同時に搬送されたとする。二人とも人工呼吸器が必要な重症患者で、人工呼吸器を装着しなければ確実に死亡する。仮に人工呼吸器を装着した場合のＡさんの救命可能性が一〇％、Ｂさんの救命可能性が九〇％だったとする。もし重症度が高い人を優先する方針でＡさんに人工呼吸器を装着した場合、救命される患者数の期待値は、一×〇・一＋一×〇＝〇・一人である。もし救命の可能性が高い人を優先する方針でＢさんに人工呼吸器を装着した場合、救命される患者数の期待値は、一×〇＋一×〇・九＝〇・九人となる。このような観点から、生命・医療倫理研究会提言では、人工呼吸器という介入に対する医学的効果の大きさである救命可能性に基づき配分を決定するべきであると考えた。ここでいう救命可能性とは、集中治療室から生存退院できる可能性など短期的な救命可能性のことで、短期的な救命者数の最大化が目標となる。短期的に救命できたあとの長期的な予後や、質調整生存年のような指標は用いるべきではないと考えた。また、オンタリオプロトコールとは異なり、年齢や基礎疾患は考慮しないことにした。

生命・医療倫理研究会提言では具体的な指標には踏み込まなかったが、オンタリオプロトコールと同様にアメリカ・ニューヨーク州の人工呼吸器トリアージガイドライン[25]ではＳＯＦＡスコアが採用されている。

人工呼吸器が払底している状況で、新たに人工呼吸器が必要な患者が搬送された場合

人工呼吸器の払底時、すなわち、あらゆる手段を尽くしても新たな人工呼吸器を入手できない状

況で、人工呼吸器による治療を継続しても生存して退院することが不可能と考えられるXさん[26]がいるところに、新たに人工呼吸器が必要になったYさんが登場した場面を考えてみる。生命・医療倫理研究会提言では、XさんとYさんの救命可能性の差が明らかであれば、Xさんの同意を条件に、人工呼吸器の再配分が許容されるとした。「救命可能性の差が明らか」というのは、典型的には、Yさんが人工呼吸器さえ使用できれば救命できる可能性がきわめて高い場合が考えられる。たとえば、神経筋疾患や高位頸髄損傷による呼吸不全の場合、人工呼吸器さえ装着できれば短期的な救命可能性はかなり確実である。そのほか、救命可能性がきわめて高い病態としては、カテーテル治療が可能な急性心筋梗塞による心原性肺水腫、基本的には可逆性の疾患である気管支喘息重積発作、急性薬物中毒による呼吸不全などが考えられる。

Xさんから人工呼吸器を取り外すことも、Xさんへの人工呼吸器の使用を継続して、人工呼吸器を使用しさえすれば救命できるYさんの命を失うことも、医療従事者にはとてもつらい判断になる。また、情緒的な問題だけでなく、Xさんから人工呼吸器を取り外すことによって医療従事者が法的責任を追及される可能性も現実の判断には大きな影響を与えると考えられる。しかし、医療従事者の法的安全性を優先するために、最終的にXさんとYさん両名の生命が失われることがわかっているにもかかわらず、Xさんに対する人工呼吸器の装着を継続し、Yさんに人工呼吸器を装着しないことが正しいことなのだろうか。生命・医療倫理研究会提言では、XさんとYさんの両者を同時に救命することができない現実に直面せざるをえない場合には、その現実を受け入れ、一人でも多くの人命を救うよう努めることは医療従事者がとりうる有力な選択肢だと考えた。

病院がAさん・Bさん問題やXさん・Yさん問題を回避するための現実的かつ確実な解決策は、人工呼吸器の不足が懸念される状況になったら、患者の受け入れを中止することである。そのような考え方は、災害時医療を担う病院としては好ましいものではないと思われる。

なお、生命・医療倫理研究会提言は、再配分を必ずおこなうべきだと主張しているわけではない。再配分をおこなうにしても、おこなわないにしても、XさんとYさんの生命の間で揺れるような状況でどうするか、現場の医療従事者に任せきりにせず、少なくとも病院としてあらかじめ方針を決めておくこと、そして地域で連携して対応すること、さらには公的な指針を作成することが必要だと主張している。

4　実際の感染爆発で生じたトリアージ

さて、筆者が知る限り、これまでのところ（二〇二二年一月末現在）、人工呼吸器が払底する事態は発生していないし、たとえば、二〇二〇年三月の北イタリアや四月のニューヨークのような野戦病院の様相を呈した病院も存在しない。しかし、第五波では、人工呼吸器以前に新型コロナウイルス感染症患者のための入院病床と医療従事者が不足している状況に陥り、本来であれば入院診療を受けるべき新型コロナウイルス感染症患者が入院できなかったり、自宅で死亡する患者が発生した。二〇二一年八月一日から九月三十日までの間に新型コロナウイルス感染症患者の自宅での死亡事例は少なくとも二百二例あったと報告されている[27]。

新型コロナウイルス感染症患者の診療をおこなうには、同程度の重症度であるほかの疾患の患者に比較して、感染防止対策を含めてスタッフがより多く必要になるため、一人ひとりの患者に対する医療水準を維持するためには、病院全体として入院患者数を減らすことになる。第五波では、本来であれば入院を必要とする重症度の新型コロナウイルス感染症患者が多数在宅療養を余儀なくされ、これに対応するため一部の自治体は酸素ステーションを設置したり、臨時の医療施設の開設を検討したりした。また、急性期医療が不要になった患者が速やかに転院して急性期病院の病床を確保できるよう、いわゆる「下り搬送」が促進された。さらに、救命の可能性が乏しいと判断されたＩＣＵ入室中の患者をほかの病院へ搬送するか検討されたケースが報道されるなど、ＩＣＵの再配分が現実的な問題になった[28]。

第五波で直面した入院トリアージ（図2）は、主として新型コロナウイルス感染症のどの患者を入院させるのかという問題であった。それはまた、新型コロナウイルス感染症用の病床を確保するために、入院させない新型コロナウイルス感染症以外の患者を選択するという問題でもあった。

病院の内部では、確かに、新型コロナウイルス感染症の医療・ケアを直接担当する医療従事者には多大な負荷が生じていたが、新型コロナウイルス感染症かそれ以外かを問わず、入院している患者に対しては平時の水準の医療が提供されていた。面会制限によるコミュニケーションの阻害や方針決定の困難さはあったものの、入院診療において、治療の開始・不開始や継続・中止をめぐる倫理的葛藤や法的リスクに直面することが著しく増えたということはなかったように思われる。

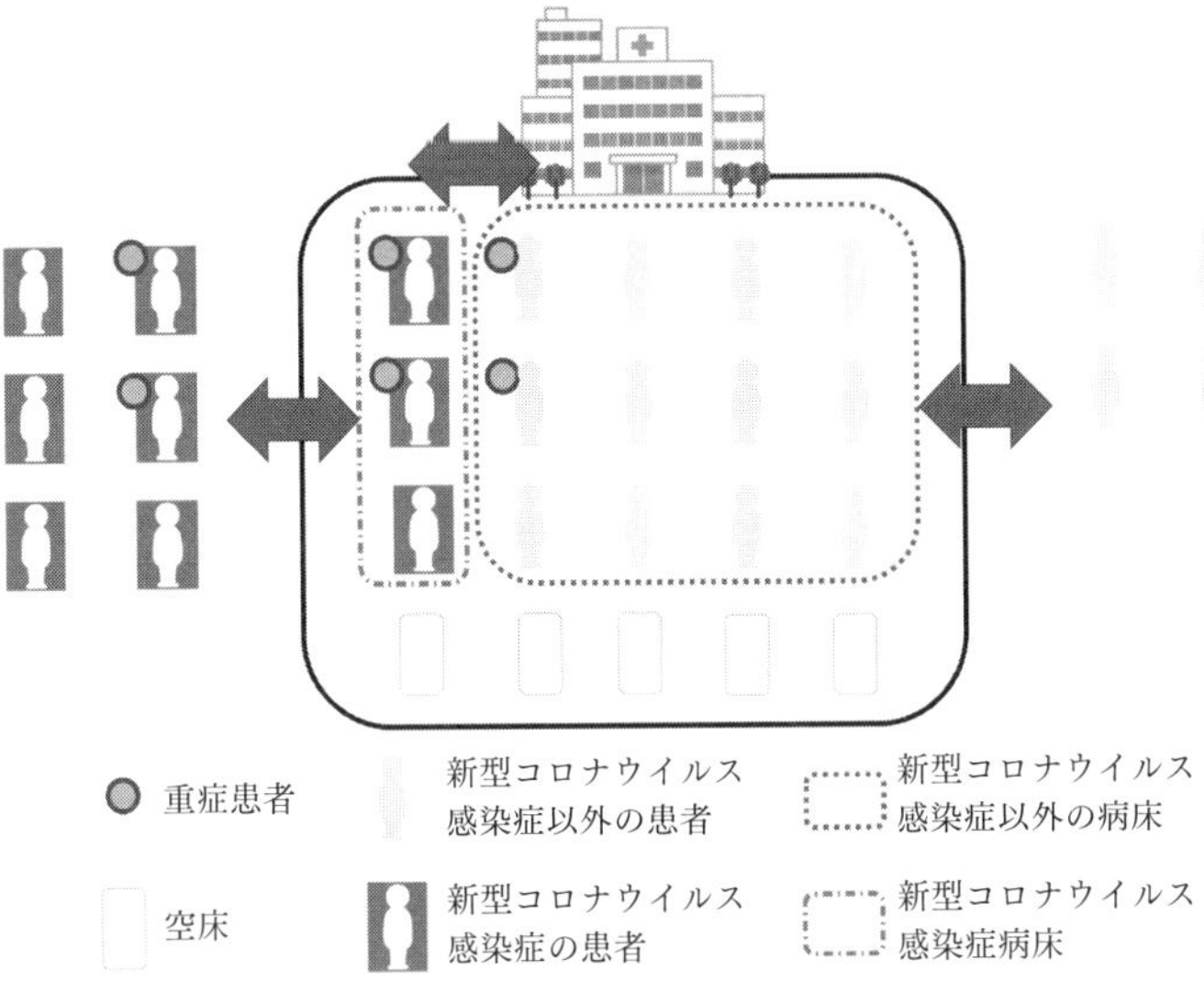

図2　入院トリアージのイメージ（筆者作成）

注：新型コロナウイルス感染症とそれ以外の傷病とで入院病床の枠の配分がおこなわれ、それぞれの枠内で入院トリアージがおこなわれた。

第五波のとき、あたかも新型コロナウイルス感染症とそれ以外の傷病の世界が存在しているように筆者には感じられた。新型コロナウイルス感染症の世界では、呼吸不全の患者が入院できずに在宅酸素療法用の酸素濃縮器が不足し、自宅で亡くなる患者が発生した。ここでは、生命が危ぶまれる新型コロナウイルス感染症患者のなかでトリアージがおこなわれ、入院できない患者には在宅医療があてがわれた。オミクロン株が主体で重症患者が比較的少ない第六波では、在宅医療は医学的に入院の適応がない患者のための重要な医療資源だが、第五波では入院ベッドが配分されなかった患者に対する次善の策という側面が強かったように思われる。一方で、新型コロナウイルス感染症以外の傷病については、一定の入院診療の制限や受診控えがあったとはいえ、多くの病院で、癌の手術のような五年生存率を向上させるための手術はもちろんのこと、生命に関わらない生活の質の向上のための傷病に対しても入院リソースが割かれていた。[29]「救命可能性」の観点からは、新型コロナウイルス感染症患者の入院トリアージと、それ以外の傷病患者の入院トリアージでは、異なる指標が用いられていたように思われる。救命救急だけが医療の役割ではないが、日本での入院トリアージのあり方については十分な検証が必要である。

日本の病院は、人的資源を要する新型コロナウイルス感染症への医療需要に対応するため全体の病床数を縮小したかわりに、入院している患者に対しては医療水準を落とさなかった。前述した「新型インフルエンザ等対策ガイドライン」には「緊急時には、一時的に定員超過収容等を行うことはやむを得ない[30]」と記載してあるが、病床数を超過して患者を入院させた病院はなかったのではないだろうか。

このようなサージキャパシティの拡張とはいいがたい対応になった理由は、院内感染への懸念[31]のほかに大きく二つあると筆者は考えている。一つは、病院の冗長性の欠如である。アメリカでは、行政が臨時の医療施設を設置する前に病院が病床数を拡張して対応したが（それでも野戦病院化してしまったわけだが）、それができたのはそれを可能にするだけのシステムや人的資源が存在したからである。たとえば、常時病床稼働率が九〇％以上であっても収支が危ぶまれる筆者の勤務先には、サージに対応可能な人員を平時から維持する余力はない。サージキャパシティの拡張を阻んだもう一つの要因は、医療水準低下への懸念と思われる。仮に平時の人的資源に余裕があったとしても、医療需要がそれを圧倒すれば平時の医療水準を提供できないのは自明であり、災害時には災害時の医療水準（CSC：Crisis Standards of Care）が必要になる。「インフルエンザ大流行や大災害時の集中治療室と病院における対策のための推奨手順と標準手順書」では、CSCとは「通常の医療活動や提供できる医療レベルの重大な変化であり、蔓延する災害（例えばインフルエンザパンデミック）あるいは大規模災害（例えば地震やハリケーン）により求められる変化。この提供できる医療レベルの変化は、状況により正当化され、政府機関によって公式に宣言される。CSC発動中との公式宣言は、不足している医療リソースの配分と使用を医療従事者が行う上で、一定の法的な権限と保護を与えることができる」と定義され、“Crisis”での医療として、「通常のモニターの代わりに心拍数アラームのついた酸素飽和度モニターを使用するとか、一人の集中治療の専門家がベッドサイドで働く数人のトレーニングの浅いスタッフを指導する階層的な人員配置を行う[32]」ことが例示されている。CSCによってすべての問題が解決するわけではないが[33]、日本での導入を検討する価値はあるだろう[34]。

おわりに

あらためて見直してみると、新型コロナウイルス感染症パンデミック以前からパンデミックでの医療対応についての議論が日本でもなされていたことがわかる。特に、「新型インフルエンザ等対策ガイドライン」にはこれまでに紹介した内容のほか、「厚生労働省は、在日米軍施設・区域で新型インフルエンザ等の患者が発生した場合、関連する日米合同委員会合意を踏まえ、外務省とも連携しつつ、日本国と在日米軍の衛生当局間の情報交換や検疫に関する協力等について適切に対処する。また、関係地方公共団体への適切な情報提供に努める」[35]など今回のパンデミックで活用できることが多数記載されている。この二年間、医療資源の配分やトリアージについても多くの議論がなされてきたが、それらを机上の空論に終わらせるのではなく、日本の社会で受容可能で、かつ、実際に使えるガイドラインや行動計画の策定が望まれる。その際に必要なのは、パンデミックが災害であることを社会で共有することである。災害対策基本法では災害として自然災害を規定していて、パンデミックを想定していないが[36]、パンデミックへの対応は感染症としてだけでなく、災害としても検討されるべきではなかっただろうか。しかし実際には、厚生労働省新型コロナウイルス感染症対策アドバイザリーボードに阿南英明神奈川県医療危機対策統括官が加わったのは二〇二一年三月であったし、二二年一月三十一日現在、新型コロナウイルス感染症対策分科会の構成員に集中治療や災害医療の専門家は含まれていない。

自然災害と違って街並みが破壊されることはなく、患者は自宅などにとどまり、病院に患者が押し寄せることはなかった。新型コロナウイルス感染症パンデミックが災害であると実感できない人が多いのは無理もない。二〇二二年一月三十日に開催された第八回生存科学シンポジウム「コロナ禍　医療・ケア現場の語り」で、神奈川県で救急災害医療を担っている済生会横浜市東部病院の山崎元靖副院長と、首都圏で新型コロナウイルス感染症患者に対する在宅医療で大きな役割を果たしている医療法人社団悠翔会の佐々木淳理事長は、医療需要が供給を大幅に超過した新型コロナウイルス感染症パンデミックを災害と認識するべきであるにもかかわらず、必ずしも社会と共有されていないことを憂慮していた。パンデミックの最大の問題の一つは、「見えない災害」であることかもしれない。

注

（1）「パンデミック、世界はいま 新型コロナウイルス」「朝日新聞」二〇二〇年三月二十一日付

（2）Robert D. Truog, Christine Mitchell and George Q. Daley, "The Toughest Triage: Allocating Ventilators in a Pandemic," *The New England Journal of Medicine*, 382(21), May 21, 2020, pp. 1973-1975, Ezekiel J. Emanuel, Govind Persad, Ross Upshur, Beatriz Thome, Michael Parker, Aaron Glickman, Cathy Zhang, Connor Boyle, Maxwell Smith and James P. Phillips, "Fair Allocation of Scarce Medical Resources in the Time of Covid-19," *The New England Journal of Medicine*, 382(21), May 21, 2020, pp. 2049-2055, Douglas B. White, Bernard Lo, "A Framework for Rationing Ventilators and Critical Care Beds During the COVID-19 Pandemic," *JAMA*, 323(18), May 12, 2020, pp. 1773-1774.

（3）現地の日本人医師からの発信も多数あった。一般に公開されている情報としては、コロラド大学の淵田幹太医師がニューヨークで医療ボランティアをしたときの状況が参考になる。讃井將満／淵田幹太「ヒューモニー特別連載第８回 医療ボランティアが見たニューヨークの医療崩壊」「Humony

International」(https://humonyinter.com/column/med/med-08/)［二〇二二年一月三十一日アクセス］

（4）Leslie P. Francis, "Pandemics," in Bruce Jennings ed., *Bioethics*, 4th ed., vol. 5, Macmillan Reference USA, 2014, pp. 2291-2297.

（5）竹下啓「COVID-19と医療倫理」、呼吸器内科編集委員会編「呼吸器内科」第四十巻第四号、科学評論社、二〇二一年、四三三―四三八ページ

（6）三浦靖彦（東京慈恵会医科大学柏病院総合診療部教授）を会長とする二〇〇五年から活動している生命・医療倫理についての研究会組織。

（7）生命・医療倫理研究会「COVID-19の感染爆発時における人工呼吸器の配分を判断するプロセスについての提言」「生命・医療倫理研究会」二〇二〇年三月三十日（http://square.umin.ac.jp/biomedicalethics/activities/ventilator_allocation.html）［二〇二二年一月三十一日アクセス］

（8）Gerald R. Winslow, "Triage," in Bruce Jennings ed., *Bioethics*, 4th ed., vol. 6, Macmillan Reference USA, 2014, pp. 3108-3112.

（9）岡本天晴／櫻庭和典「トリアージの倫理」「医学哲学 医学倫理」第十五号、日本医学哲学・倫理学会、一九九七年、七二―八四ページ、鵜飼卓「災害のカタストロフィーと生命倫理――阪神・淡路大震災からＪＲ福知山線事故まで」、日本生命倫理学会編集委員会編「生命倫理」第十六巻第一号、日本生命倫理学会、二〇〇六年、七一―七五ページ

（10）災害時新生児医療体制再構築手順のためのワーキンググループ編「災害時の新生児医療体制復旧手順 Ver.3　改訂版」日本新生児成育医学会・新生児医療連絡会、二〇二〇年十二月。この手順の原版は二〇一一年五月、Ver.2は一二年三月に公開されている。

（11）日本麻酔科学会オリ・パラＭＣＩ委員会「多数傷病者事故への院内対応手引き」【日本麻酔科学会

オリ・パラＭＣＩ委員会、二〇一九年十二月（〔http://2020ac.com/documents/ac/04/5/1/日本麻酔科学会】多数傷病者事故への院内対応手引き（完成版）.pdf〕［二〇二一年一月三十一日アクセス］）、日本集中治療医学会危機管理委員会編『災害時の集中治療室——日頃の準備から発災後まで：ＩＣＵの対応ガイダンス』真興交易医書出版部、二〇二〇年

（12）Michael D. Christian, Laura Hawryluck, Randy S. Wax, Tim Cook, Neil M. Lazar, Margaret S. Herridge, Matthew P. Muller, Douglas R. Gowans, Wendy Fortier, and Frederick M. Burkle, “Development of a triage protocol for critical care during an influenza pandemic,” *CMAJ*, 175(11), Nov 21, 2006, pp. 1377-1381.

（13）ある医療資源の配分について、特定の疾患にだけ限定して議論するのは適切ではない。

（14）「新型コロナウイルスへのＩＣＵ対応について（危機管理委員会作成の手順書を再周知します）」「日本集中治療医学会」（https://www.jsicm.org/news/news200210.html）［二〇二一年一月三十一日アクセス］

（15）日本集中治療医学会危機管理委員会「インフルエンザ大流行や大災害時の集中治療室と病院における対策のための推奨手順と標準手順書——インフルエンザ大流行や大災害時の集中治療室でのトリアージに対するヨーロッパ集中治療医学会タスクフォースのサマリーレポート」日本集中治療医学会危機管理委員会、二〇一二年（https://www.jsicm.org/pdf/honyaku130325.pdf）［二〇二一年一月三十一日アクセス］

（16）新型インフルエンザ等及び鳥インフルエンザ等に関する関係省庁対策会議「新型インフルエンザ等対策ガイドライン」二〇一三年六月二十六日（二〇一八年六月二十一日一部改定）（https://www.cas.go.jp/jp/seisaku/ful/keikaku/pdf/h300621gl_guideline.pdf）［二〇二一年一月三十一日アクセス］

（17）日本集中治療医学会／日本呼吸療法医学会／日本呼吸器学会／日本感染症学会／日本麻酔科学会／ＰＣＰＳ／ＥＣＭＯ研究会「COVID-19急性呼吸不全への人工呼吸とＥＣＭＯ基本的注意事項」「日本呼吸器学会」二〇二〇年二月二十七日（［https://www.jrs.or.jp/uploads/uploads/files/information/＿＿＿ECMO＿＿＿R6.pdf］［二〇二二年一月三十一日アクセス］〔現在はリンク切れ〕）。二〇二〇年三月二十四日に第二版が公開された。

（18）厚生労働科学研究費補助金（新興・再興感染症及び予防接種政策推進研究事業）「新興・再興感染症のリスク評価と危機管理機能の実装のための研究」分担研究班／日本COVID-19対策ＥＣＭＯｎｅｔ（日本集中治療医学会／日本呼吸療法医学会／日本救急医学会）「COVID-19急性呼吸不全への人工呼吸管理とＥＣＭＯ管理――基本的考え方」、日本集中治療医学会機関誌編集委員会編「日本集中治療医学会雑誌」第二十七巻第六号、日本集中治療医学会、二〇二〇年、四四七―四五二ページ

（19）「新型コロナウイルス感染症の拡大を見据えた現場起点の医療体制「神奈川モデル」」「神奈川県」二〇二〇年三月二十五日（https://www.pref.kanagawa.jp/docs/ga4/covid19/protect.html）［二〇二二年一月三十一日アクセス］（現在はリンク切れ）

（20）神奈川県健康医療局医療危機対策本部室「令和3年度第4回神奈川県感染症対策協議 資料3 災害時の対応で第5波に臨む」「神奈川県」二〇二一年八月十三日（https://www.pref.kanagawa.jp/documents/26356/0813_shiryou-shin.pdf）［二〇二二年一月三十一日アクセス］

（21）日本外科学会「新型コロナウイルス感染症蔓延期における外科手術トリアージの目安（改訂版ver2.4、2020.4.14）」日本外科学会（https://jp.jssoc.or.jp/uploads/files/coronavirus/info20200414.pdf）［二〇二二年一月三十一日アクセス］

（22）澤村匡史／則末泰博／美馬裕之／植田育也／重光秀信／大野美香／牧盾／伊藤香／植村桜／上澤弘

美／丸藤哲／藤野裕士／西田修「新型コロナウイルス感染症（coronavirus disease 2019, COVID-19）流行に際しての医療資源配分の観点からの治療の差し控え・中止についての提言」、日本集中治療医学会機関誌編集委員会編「日本集中治療医学会雑誌」第二十七巻第六号、日本集中治療医学会、二〇二〇年、五〇九―五一〇ページ

(23) 二〇二一年五月三十一日までに参照できた下記の論稿などに基づいて、共同研究者の堂囿俊彦教授がまとめた。

安藤泰至「「トリアージ」という語が意味するもの――日本におけるその拡大誤用がもたらす混乱」日本学術会議哲学委員会いのちと心を考える分科会発表資料（非公開）、二〇二一年、一家綱邦／船橋亜希子「COVID-19パンデミック下の人工呼吸器トリアージ問題にどう取り組むべきか――学際的協働に向けた医事法学からのアプローチ」「病院」二〇二〇年八月号、医学書院、四八―五四ページ、川口有美子／美馬達哉「討議　トリアージが引く分割線――コロナ時代の医療と介護」「現代思想」二〇二〇年八月号、青土社、一〇五―一一六ページ、香川知晶『命は誰のものか　増補改訂版』（ディスカヴァー携書）、ディスカヴァー・トゥエンティワン、二〇二一年、小松美彦、今野哲男聞き手『増補決定版「自己決定権」という罠――ナチスから新型コロナ感染症まで』現代書館、二〇二〇年、齊尾武郎「COVID-19人工呼吸器配分提言を巡って」「臨床評価」第四十八巻第一号、臨床評価刊行会、二〇二〇年、一六一―一六五ページ、島薗進「コロナ禍での医療資源配分をめぐる問い――人工呼吸器の配分とトリアージ」「武見基金 COVID-19有識者会議」、二〇二〇年（https://www.covid19-jma-medical-expert-meeting.jp/topic/3352）［二〇二二年一月三十一日アクセス］、立岩真也「「自己犠牲」や「指針」で、命をめぐる医療現場の困難は減らない」「現代新書」、二〇二〇年（https://gendai.ismedia.jp/articles/-/71974）［二〇二二年一月三十一日アクセス］、櫛島次郎「医療を

受ける側の覚悟が問われる」「臨床評価」第四十八巻第一号、臨床評価刊行会、二〇二〇年、一五七―一五八ページ、堀江宗正「早すぎるトリアージを許すな 人間性の放棄につながる懸念」「中外日報」二〇二〇年（https://www.chugainippoh.co.jp/article/ron-kikou/jiji/20200710.html）［二〇二一年一月三十一日アクセス］（現在はリンク切れ）、美馬達哉「コロナパニックの中、日本で「人工呼吸器」が話題になった理由」「現代ビジネス」、二〇二〇年（https://gendai.ismedia.jp/articles/-/73895?imp=0）［二〇二一年一月三十一日アクセス］

(24) Ryan C. Maves, James Downar, Jeffrey R. Dichter, John L. Hick, Asha Devereaux, James A Geiling, Niranjan Kissoon, Nathaniel Hupert, Alexander S. Niven, Mary A. King, Lewis L. Rubinson, Dan Hanfling, James G. Hodge Jr., Mary Faith Marshall, Katherine Fischkoff, Laura E. Evans, Mark R. Tonelli, Randy S. Wax, Gilbert Seda, John S. Parrish, Robert D. Truog, Charles L. Sprung, Michael D. Christian, ACCP Task Force for Mass Critical Care, "Triage of Scarce Critical Care Resources in COVID-19 An Implementation Guide for Regional Allocation: An Expert Panel Report of the Task Force for Mass Critical Care and the American College of Chest Physicians," *Chest*, 158(1), 2020, pp. 212-225, Ryan M. Antiel, Farr A. Curlin, Govind Persad, Douglas B. White, Cathy Zhang, Aaron Glickman, Ezekiel J. Emanuel, John D. Lantos, "Should Pediatric Patients Be Prioritized When Rationing Life-Saving Treatments During COVID-19 Pandemic," *Pediatrics*, 146(3), Sep, 2020.

(25) "VENTILATOR ALLOCATION GUIDELINES," New York State Task Force on Life and the Law, New York State Department of Health, Nov, 2015. (https://nysba.org/app/uploads/2020/05/2015-ventilator_guidelines-NYS-Task-Force-Life-and-Law.pdf) ［二〇二一年一月三十一日アクセス］。竹下啓／堂囿俊彦／神谷惠子／長尾式子／三浦靖彦「生命・医療倫理研究会「COVID-19の感染爆発時に

おける人工呼吸器の配分を判断するプロセスについての提言」と米国ニューヨーク州「人工呼吸器配分ガイドライン」」「生存科学」第三十一巻第二号、生存科学研究所、二〇二一年、五一―七二ページ

(26) たとえばロジスティック器官機能障害スコア（LODS）が二十二点の場合、予測院内死亡率は九九・七％であるとされる（武山直志／田中孝也／加納秀記／野口宏「救急集中治療における重症度評価と臓器機能障害度指標」「日本救急医学会雑誌」二〇一〇年七月号、日本救急医学会、三二四―三四二ページ）。

(27) 第67回新型コロナウイルス感染症対策アドバイザリーボード 資料5「[概要] 新型コロナ患者の自宅での死亡事例に関する自治体からの報告について」「厚生労働省」二〇二二年一月十三日（https://www.mhlw.go.jp/content/10900000/000880817.pdf）［二〇二二年一月三十一日アクセス］

(28)「新型コロナ重症者病棟 〝負のスパイラル〟が招く危機」「クローズアップ現代+」二〇二一年八月十七日（https://www.nhk.or.jp/gendai/articles/4575/index.html）［二〇二二年一月三十一日アクセス］

(29) 受診控えの結果、全国のがん診療連携拠点病院と地域がん診療病院の多くで二〇二〇年の手術件数が減少していたことが報じられている。「読売新聞」二〇二一年七月二十一日付

(30) 前掲「新型インフルエンザ等対策ガイドライン」一三五ページ

(31) 病院内で新型コロナウイルス感染症のクラスターが発生した場合の深刻さは銘記するべきである。カーテンで仕切られた大部屋中心の病床レイアウトも弾力的な病床使用の障害になったと思われる。数百床規模の病院での院内感染で数十人の患者が死亡するようなことは、たとえばインフルエンザや結核では経験しない。「病院でクラスター発生 入院患者31人死亡 感染310人 埼玉 戸田」「NHK NEWS WEB」二〇二一年一月十六日（https://www3.nhk.or.jp/news/html/20210115/k10012817531000.html）［二〇二二年一月三十一日アクセス］、「病院クラスター、急拡大の背景 患者六割超感染、

六十九人死亡 沖縄の医療逼迫」「朝日新聞」二〇二一年九月二日付
（32）前掲「インフルエンザ大流行や大災害時の集中治療室と病院における対策のための推奨手順と標準手順書」一五ページ
（33）David Oxman, "The Crisis in Crisis Standards of Care," *Annals of the American Thoracic Society*, 18(8), Aug, 2021, pp. 1283-1284.
（34）霧生信明／井上潤一／本間正人／小井土雄一／大友康裕「我が国災害医療における Crisis Standards of Care の必要性について」「日本救急医学会雑誌」二〇二〇年十一月号、日本救急医学会、四一一―四一八ページ
（35）前掲「新型インフルエンザ等対策ガイドライン」四七ページ
（36）「災害対策基本法」第二条第一項「災害」には「暴風、竜巻、豪雨、豪雪、洪水、崖崩れ、土石流、高潮、地震、津波、噴火、地滑りその他の異常な自然現象又は大規模な火事若しくは爆発その他その及ぼす被害の程度においてこれらに類する政令で定める原因により生ずる被害をいう」とある。

［謝辞］
本章は、二〇二一年八月二十九日に開催された公開シンポジウム「コロナ禍におけるトリアージの問題――世界の事例から日本を考察する」での報告「COVID-19パンデミックにおける『トリアージ』をめぐる日本での議論」をもとに、生命・医療倫理研究会提言を作成した以下の共同研究者の協力を得て執筆した。
静岡大学学術院人文社会科学領域教授 堂囿俊彦、北里大学看護学部教授 長尾式子、東京慈恵会医科大学附属柏病院教授 三浦靖彦、神谷法律事務所弁護士 神谷惠子

本章の執筆にあたり本文中に氏名を挙げた医師以外に以下のみなさんから新型コロナウイルス感染症診療の経験をうかがった。
羽生総合病院副院長 高橋暁行先生、石巻赤十字病院副院長 鈴木聡先生、慶應義塾大学医学部医学教育統轄センター助教 百武美沙先生、ハーバード大学医学部 武岡正方先生、タフツ大学医学部 樽井智先生、東海大学医学部付属病院高度救命救急センター所長 守田誠司先生

第2部　命の選別を考える

第5章　コロナ禍で根拠あるトリアージは可能か

島薗 進

1　医療を受けられない事態の頻出

政府による「自宅療養」の指示

二〇二一年八月二日の「新型コロナウイルス感染症の医療提供体制に関する関係閣僚会議」で、菅義偉首相（当時）が示した「自宅療養」をめぐる国の方針は多くの人々を驚かせた。首相官邸のウェブサイトで菅首相の発言を確認すると、次のようなものだ。「ワクチン接種の進行と、感染者の状況の変化を踏まえて、医療提供体制を確保し、重症者、中等症者、軽症者のそれぞれの方が、症状に応じて必要な医療を受けられるよう、方針を取りまとめました。重症患者や重症化リスクの特に高い方には、確実に入院していただけるよう、必要な病床を確保します。それ以外の方は自宅での療養を基本とし、症状が悪くなればすぐに入院できる体制を整備します」[1]。それまでは入院か宿泊療養が主軸だったが、これからは自宅療養主軸に転換すると受け取れるものだった。

この時期の東京都では感染拡大が止まらず、自宅療養者が一万二千人以上、さらに「入院・療養調整中」が八千人を超す状況だった。二万人以上が自宅に留め置かれていたのだが、重症になるかもしれないとなりそうでなければ入院できないという国のこの方針で、「自分たちは見捨てられるかもしれない」と感じた人は多かっただろう。

八月二日の政府方針に多くの抗議や疑問の声があがったが、結局、政府はこれを撤回しなかった。その一方で、この時期、オリンピックは佳境に入っていた。自粛で人流を減らすことで感染拡大が防止できるというメッセージは説得力を欠いていた。菅首相のコロナ対策は「ワクチン一本足打法」などと評されたが、この「自宅療養」方針の発信に及んで、さらに信頼を失ったといえる。菅首相がコロナ患者を見捨てる方針を示したとも受け取られたが、その後の菅首相の退陣の一つの要因になったかもしれない。

人工呼吸器装着の断念を迫る

二〇二一年九月十三日付でNHKは「新型コロナウイルスに感染し、自宅などで体調が急に悪化して亡くなった人は、八月は二百五十人に上り、前の月、七月の八倍に急増したことが、警察庁のまとめで」[2]わかったと報じている。これは一カ月間の人数としてはそれまでで最多だという。二百五十人のうち首都圏は百七十六人でおよそ七〇%を占め、年齢では五十代までの比較的若い世代が多く、五四%を占めていた。二〇年三月から二一年八月までの合計では、新型コロナウイルス感染症に感染して自宅などで亡くなった人は、警察が把握しているだけで八百十七人に上ったという。第五波の二一年七月から八月にかけての死者が半数近くに及んでいることになる。

だが、見放されるようにして死亡した人は自宅での死者に限られない。時間を少しさかのぼってみよう。二〇二〇年十二月三十一日付の「神戸新聞」には、「人工呼吸器、暗に断念迫られ コロナで死亡の高齢男性」という記事が掲載された。「リハビリのため大阪府内の病院に入院中だった八十代の父親を、新型コロナウイルス感染により今月十六日に亡くした兵庫県阪神地域の五十代女性が三十日、神戸新聞社の取材に応じた」というものだ。

重症者病床が逼迫する中、女性は人工呼吸器を父親に使うかどうか、病院側から七回も問われた。「年齢もお高い」と暗に断念を迫られたことも。「私が『要らない』と言えば、父は死ぬ。元気だった父がコロナになり、人工呼吸器を使うことはそんなに悪いのか」と声を震わせた。[3]

これは「医療崩壊」と呼ばざるをえない状況のなかで起こったことだろうか。この報道は年末のものだが、この第三波の感染爆発で医療の逼迫が甚だしかったのは、むしろ一月のことだったはずだ。さらに、大阪市や神戸市では二〇二一年の春の第四波でもこうした事態が起こったと推測できる。

治療を辞退するように勧める医療者

「神戸新聞」の記事に戻る。

欧米では、人工呼吸器をどの患者に優先的に使うかという議論が起きたが、日本ではこうした「順序付け」を行政は否定していた。

女性の父は大阪府在住。認知症の妻を七年ほど介護していたが、今年三月に妻が施設に入ってからは一人暮らしだった。十月二十二日に軽い脳梗塞で入院したが手術の必要はなく、リハビリのため十一月十日に別病院に転院。同十六日に医師と面談した際は、約一カ月後に退院できるとさえ言われていた。(4)

この高齢者は、この段階では新型コロナウイルス感染症に感染していたわけではない。感染したことがわかったのは十一月の後半のことだ。

同二十日早朝、病院から女性に、父が発熱し、転倒したと電話が入った。医師は「誤嚥（ごえん）性肺炎による発熱で、ふらついたのだろう」と話したが、昼すぎ、同じ医師から焦った声で「検査でコロナの陽性になった」と連絡があり、再転院することに。後に病院では複数の感染者が確認された[5]。

人工呼吸器の使用確認が初めてあったのは翌十一月二十一日。転院に際した意向確認という趣旨だった。本人も周囲も強く使用を希望したという。

府内の中等症以下に対応する病院に移ると、転院先の医師から再び呼吸器の確認があった。父も女性も使用を望んでいるのに、その後も病院側から何度も確認され、「(父親が) 不使用を承諾した」と迫る医師も。病状は徐々に悪化し、女性も追い詰められた。「『ほかの人に譲れ』と言われているようで、電話が怖くなった。でも電話を取らないと、お父さんが死んじゃうことになる[6]」

十分な医療を受けられずに死に至る事例

近親者が患者は「見捨てられた」と感じるというこうした事態は、二〇二一年の四月から五月にかけても起こった可能性がある。人工呼吸器を装着するかどうかということ以前に、入院さえ先送りされる例が多発したからだ。五月八日付の「産経新聞」は次のように伝えている。

全国的に感染再拡大が鮮明になった四月以降、新型コロナウイルス患者のうち宿泊施設や自宅、福祉施設などで療養する人が急増している。入院できないまま自宅や高齢者施設で死亡するケースも相次いでおり、訪問診療の重要度が増している。
厚生労働省の集計では、五日時点の全国の療養者数は宿泊施設一万百七十人、自宅二万八千八百二十三人、福祉施設三百四十二人。四月七日時点に比べ、宿泊は一・八倍、自宅は四倍、福祉は三・七倍に増えている。(7)

NHKは六月二十一日付で、「「なぜ入院できない」息子を助けたかった…十六日間の母の記録(8)」という記事をウェブ上に掲載している。糖尿病の持病がある三十五歳の息子が新型コロナウイルス感染症で死に至る過程を記したもので、神戸市の六十代の女性の日記を資料とした記事だ。四月十三日に症状が現れ、十七日には三九度を超える高熱になったが胃腸炎などと診断された。ようやくコロナ陽性の判定が出たのが十九日、肺炎の症状もあったが、入院できたのは二十二日の夜中だった。二十四日の夜からは集中治療室に入り、そのまま二十八日には絶命した。

入院もできずに自宅で多くの方々が亡くなることが最初に目立ったのはこの時期だったかと思う。入院させるかどうかの判断は何を基準にしたのか不明である。高齢だったり基礎疾患があったとすると、入院が後回しになったのかどうか、詳しく調べたわけではないが、報道された例は私の目には入っていない。

2　「トリアージ」の脅威

「医療崩壊」と「トリアージ」

　十分な治療が受けられないという前記のような事態は、ある程度、感染が広がってからはじめて問題になったわけではない。新型コロナウイルス感染症の流行が始まった早い時期から「医療崩壊」という言葉が登場し、その後、頻繁に使われるようになった。東京歯科大学市川総合病院の大木貴博医師は、「医療崩壊とは、必要とされる医療資源が、供給できる医療資源よりも多くなること……（医療資源の需要＞医療資源の供給）[9]」と簡潔な定義を示している。

　このような概念が受け入れられる背後には、新型コロナウイルス感染症は感染力がきわめて強く、重症化する場合の治療が容易でなく、感染爆発に対する対応が困難だという事態がある。中国の武漢やイタリアなど、海外では治療を受けられずに死亡する患者が多数出たことが報道されたことも人々の不安を増幅した。外国に患者を送って治療をしてもらう例も早い時期に伝えられた。治療されずに死亡する例が多数生じただけでなく、できるはずの治療を辞退するように勧められる事態も生じたようだ。治療を進んで辞退してほかの人に人工呼吸器を譲るという美談があったというような報道もあった。そうした事例の正当化に用いられたのが「トリアージ」という語だ[10]。

　ＮＨＫのＥテレで木曜日の夜八時（当時）から放送の『バリバラ』という番組がある。ウェブサイトでの番組紹介では、「『生きづらさを抱えるすべてのマイノリティー』にとっての〝バリア〟をなくす、みんなのためのバリアフリー・バラエティー」というキャッチフレーズを掲げている。この『バリバラ』で二〇二〇年五月七日に「生放送「新型コロナ　Ｖ７★世界テレビ会議」」が放映され、その内容が番組のウェブサイトに掲載された[11]。

「トリアージ」への違和感

「Ｖ７」とは「Vulnerableヴァーナラボーな七人」、つまり「難儀な状況にさらされやすい七人」が語り合うという意味だ。その一人は、イタリア政府コロナ対策委員会のメンバーで、車いすユーザーのジャンピエロ・グリッフォさんだ。

イタリアではシチリアや北部の施設が厳しい状況です。亡くなった人の半数は、隔離された施設の高齢者や障害者たちなんです。
ひどいです、本当に残酷です。もし地域の中に暮らしていたら、もっと守られたでしょう。でも施設の中となると、どんな状況なのか、誰にも分かりません。障害者は見えない存在とされているのです。みんなが大変な状況の下では、誰も障害者のことを気にかけなくなるのです[12]。

イギリス在住のジョン・ハスティーさんは筋ジストロフィーで人工呼吸器ユーザーだが、トリアージの議論に入る前に立ち止まって考えてほしいと訴えた。

トリアージありきの議論は危険です。受け入れていることになりかねません。トリアージは、本当に最後の最後の手段です。私が気になるのは、いくつもの機関が早々にガイドラインを出してきたことです。ガイドラインは、障害者を切り捨てる口実を与えているようなものです。障害者への偏見は今もあります。偏見をもとに、命を選ぶ判断がなされかねないのです。(13)

では、「トリアージ」とは何か。この言葉は、フランス語の「trier（選別する、選り分ける）」に由来する。医療に関わってこの語が用いられるようになったのは、ナポレオン戦争のときからだ。戦地では、傷病者をどの順番で輸送し治療するかの順位づけをせざるをえない。その後、「トリアージ」は範囲を広げ、現在では災害救援や救急医療で広く用いられる概念になっている。

災害や事故の現場で多くの傷病者がいた場合、1「緊急（最優先）治療群」、2「準緊急（待機的）治療群」、3「保留（軽症）群」、4「死亡群、治療・輸送待機群」と優先順位をつける。それぞれの傷病者にタグを付けるが、それぞれ1が赤、2が黄、3が緑、4が黒である。第四段階に振り分けられると、医療機関への搬送は最後に回される。(14)「死亡群」とされるということは、医療的には「見放された」ということになる。

選別に積極的な制度とそれへの批判

他方、早くからトリアージのロジックを拡張して、一定範囲の人々は「死亡群」に振り分ける態勢をとろうとした国や地域がある。スウェーデンはその典型で、普段から集中治療室に空床がない場合、八十歳以上の人や基礎疾患がある人は集中治療室の適用外という判断が早期に下される。高齢者の治療を控えるという選択はオランダでも取られた。ここでは七十歳が区切り目だという。しかし、これに対しては、障害者などから多くの批判の声があげられ、制度化が挫折した国もある。東京大学死生学応用倫理センターの堀江宗正によると、「障害や病気を理由に人工呼吸器を装着しない方針は、米国アラバマ州、英国、ルーマニアなどで策定されかかったが、抗議を受け取り下げられた[15]」という。

NHKの『バリバラ』での発言はそうした事情を反映したものだ。「いのちの選別」を年齢の基準で許容すれば、ほかの基準に及ばないという保証はない。治療によって回復する見込みが相対的に大きくないとか、余命がほかの人より短いと見なされると、回復のための医療措置を受ける範囲からはずされてしまうことになりかねない。糖尿病や心臓疾患やがんで治療が続いている人も同様の恐れをもつだろう。なぜ、年齢だけなのか、という問いに答えるのは容易ではないはずだ。

日本でも集中治療室（ICU）で装着する人工呼吸器の不足が早い段階で懸念されている。すでに二〇二〇年三月三十日に、生命・医療倫理研究会有志が連名で「COVID-19の感染爆発時における人工呼吸器の配分を判断するプロセスについての提言[16]」（以下、「人工呼吸器配分提言」と略記）を公表し、四月一日に政府が設けた新型コロナウイルス感染症対策専門家会議の記者会見で紹介した。この提言では、まず「人工呼吸器が不足しており、人工呼吸器を装着する患者の選択を行わなければならない場合には、災害時におけるトリアージの理念と同様に、救命の可能性の高い患者を優先する」としている。同じコロナ感染症の重症の場合、高齢者やほかの疾患があったり障害があったりすると、「救命の可能性」がより「高くない」と見なされ、治療されないことになる。

また、「救命の可能性がきわめて低いとまでは言えない患者から、人工呼吸器の再配分のために人工呼吸器を取り外す場合」についても詳しく述べている。人工呼吸器を取り外すことも許容されうる、ただし「本人の同意（本人の事前の意思表示や家族等による意思の推定を含む）を前提とすることを原則とする」としている。まだ助かる可能性がある人でも、余命がさほど長くないと見なされた場合、同意があれば人工呼吸器を取り外していいことになる。これは本人に自らの生命を犠牲にすることを求めるものだ。

いのちの選別になってはならない

「いのちの選別」に積極的に備えることを唱える三月三十日公表のこの提言に対して、抗議の声があげられている。四月十一日には、障害者の権利を守る活動に取り組んでいる団体（DPI日本会議、全国自立生活センター協議会）などが、安倍晋三首相（当時）に宛てて「新型コロナウィルス対策における障害のある者への人権保障に関する要望[17]」を提出している。

そこでは、「医療従事者の間で「誰に人工呼吸器を配分するべきか」というルール作りのための議論が始まっていることに、私たち障害者は大変な危機感を抱いています」とある。そして、「優生思想につながる障害を理由とした命の選別が推進されることがないようにしてください」とし、医療機関のコロナ感染症受け入れ態勢を拡充する、人工呼吸器を増産するなどして、「いのちの選別」が起こることがないように十分に備えることを求めている。

「人工呼吸器配分提言」では、「性別、人種、社会的地位、公的医療保険の有無・病院の利益の多寡（例：自由診療で多額の費用を支払う患者を優先する）等による順位づけは差別であり、絶対に行ってはならない」としている。だが、予測される余命が長いか短いかで選別することは差別ではないだろうか。多くの障害者がそれを差別だと感じ取っている。これは日本だけのことではなくて、『バリバラ』が紹介したように世界各地でも同様のことが起こっている。

日本国内では、さらに二〇二〇年十一月に日本集中治療医学会が臨床倫理委員会のメンバーの連名で、ほかの関連のグループなどの名もあげて、「新型コロナウイルス感染症（coronavirus disease 2019, COVID-19）流行に際しての医療資源配分の観点からの治療の差し控え・中止についての提言」[18]を出している。これも新型コロナウイルス感染症の治療をやめる手順を示そうとする提言だが、そこには「医療資源の制約に基づき、無益性も考慮して」という文言がみられる。「医療資源の制約」や「無益な治療」という言葉は、これ以上治療をせずに死に至らしめることを正当化する際に用いられてきた用語であることに注意が必要だ。これについては第4節でやや詳しく述べる。

3 「人工呼吸器配分提言」は妥当か

「人工呼吸器配分提言」の倫理的前提

医療崩壊時の対応は医療の倫理の根本に関わる難問である。「人工呼吸器配分提言」は、この難問についてどう応じようとしているのか。これについては、「臨床評価」誌で齊尾武郎医師が踏み込んだ考察をしている。[19]

齊尾氏が示すように、「人工呼吸器配分提言」は「COVID-19の感染爆発時における」人工呼吸器配分を、通常の終末期患者に対する臨床倫理の枠に沿っておこなうことを方針としている。そこで特徴的なのは、「人工呼吸器の取り外し」による「再配分」をおこなう手順にまで踏み込んで詳しく検討し提言していることだ。そこで推奨している事項は、齊尾氏によると次の二点だ。

1）人工呼吸器を装着する直前の段階で当該患者に対し、いったん装着した人工呼吸器を外し、他患に人工呼吸器を譲る可能性があることを承諾させる。

2）いったん装着した人工呼吸器を外す対象となる患者は、救命・生命の存続が困難な人のみならず、治療を維持すれば救命・生命の存続の可能性のある患者を含む。[20]

前者は、インフォームド・コンセントの原則にそって、死を選ぶことを当事者に是認させる手順である。また、後者は生き続ける可能性がある人の死を引き起こす行為の是認である。もっと生き続ける可能性が高いほかの人を救うための選別ではあるが、比較して生と死を選り分けることになる。

では、このような手順は妥当だろうか。齊尾は1）について、優越的な立場にある医療従事者が、患者自身にいのちを放棄するという不利な判断を求めることは倫理的とはいえないこと、また、自死の選択を迫ることにも匹敵する判断を短時間でしようとするもので、患者自身の自由意思による決定ができるかどうかもあやしいと、批判的である。

また、2）について、齊尾は、「治療を継続すれば救命・生命の存続の可能性のある患者の人工呼吸器を外す判断を行うことも許容しており、消極的安楽死よりも一歩踏み込んだ（あるいは、越えてはならない一線を越えた）ものである、その正当性は厳しく問われねばならない」とも述べている。そもそも「人工呼吸器配分提言」は、医療崩壊に陥ったような非常時状況でおこなわれる判断を、終末期の「救命の可能性がきわめて低い状態」の患者に対する治療停止の判断についての基準から引き出そうとしていて、そこに無理があると捉えている。

弱さのためにいのちを排除することは正当化できるのか

「人工呼吸器配分提言」は「非常時」に追い込まれた医療従事者が、いのちの選別を避けられなくなったとき、そのいのちの選別が「恣意的にならない」ようにし、妥当だと理解されるようにする、また、そのようにして医療従事者の苦悩を和らげ、死を早めたことの罪を問われるようなことがないようにする、という意図に動機づけられている。

だが、救命不能であるかどうかが不確かであるにもかかわらず「黒タグ」を付けることを、何らかの規範に基づく正当な判断とするのは妥当なことだろうか。弱さのために「黒タグ」を付けられる可能性が高いと感じている人がそれを脅威と受け取るのも避けがたいところだ。だからこそ、いざというときに「見放され」「見捨てられる」かもしれないと感じている障害者や重い疾患を抱えて生きている人々から強い疑問の声が寄せられているのだろう。

「いのちの選別」を正当化する論理は、弱い立場の人の排除を是認する論理になる可能性を排除できるだろうか。いまや「より強い人を選んで産む」というような「新しい優生学」が是認される傾向が強まっている。生物学的に弱い人が「淘汰され」ていくことを是認する動向である。その動きとも関連するものと受け止められている。

これまでも戦場や災害の現場では、やむをえず「助かる人を選り分ける」ことがおこなわれてきた。そうした場合、医療従事者がそれによって罪を負わされることはなかった。だが、それを正当な規範に基づく行為として制度化することは妥当だろうか。大いに疑問がある。

何よりも重要なことは、そのような「いのちの選別」が起きてしまうような状況が生じないように、また、どのいのちもが尊ばれるように、十分な感染症対策を講じ、公衆衛生や医療の環境を整えていくことである。これは、「人工呼吸器配分提言」もその冒頭で述べていることである。だが、どのような医療体制が整えられていくのかもみえない段階で早々に「トリアージ」が唱えられるとき、「いのちの選別」の是認という懸念を招かざるをえないだろう。

「非常時」に適用される特別な基準はあるのか

「人工呼吸器配分提言」の冒頭では、まず「医療崩壊」を「非常時」として特徴づけている。そして、「このような非常時は、災害時医療におけるトリアージの概念が適用されうる事態であり、これまで私たちが経験したことのない大きな規模で、厳しい倫理的判断を求められることとなる」と述べている。続いて「人工呼吸器配分提言」は重要な主張をおこなっている。「これは、一人ひとりの患者に最善をつくす医療から、できるだけ多くの生命を助ける医療への転換が迫られるということである」と。ここでは、「できるだけ多くの生命を助ける」という倫理基準が提示され、「いのちの選別」を正当化するものであることが示されている。「できるだけ多くの生命を助ける」ために、長期的生存の可能性が低い人は「黒タグ」を付けられるというものだ。

しかし、災害時などの「非常時」でも、助かる見込みがある人に黒タグを付けるだろうか。本章の最初に紹介した、NHKEテレの『バリバラ』のなかの以下の言葉は重い。「トリアージは、本当に最後の最後の手段です。私が気になるのは、いくつもの機関が早々にガイドラインを出してきたことです。ガイドラインは、障害者を切り捨てる口実を与えているようなものです」

医療従事者はこの難問に苦悩せざるをえない。「いのちの尊さ」について考える機会が多い人文社会系の研究者も、現代社会が抱え込まざるをえない重い問題として、その解きほぐしにともに取り組むべきだろう。選別を前提として対策を練るというのと、選別が起こらないように対策を練るというのでは、対策に違いが出てくるだろう。ヨーロッパでいえばスウェーデンの場合は前者、ドイツの場合は後者である。どこに考え方の違いがあるのか。よく吟味していく必要がある。

トリアージ指針は対策になるのか

新型コロナウイルス感染症に感染すると見捨てられるかもしれないという人々の恐れは、もちろんこの時期に始まったわけではない。「医療崩壊」という言葉は、二〇二〇年二月の第一波のときからかけめぐっていた。当時の安倍政権下で、二月十七日に厚生労働省は「新型コロナウイルス感染症についての相談・受診の目安」[21]という文書を発出した。

のちには、罹患が疑われた場合、まずは保健所に連絡するということになったが、その頃は「帰国者・接触者相談センター」に相談するということになっていた。だが、その条件が「風邪の症状や三七度五分以上の発熱が四日以上続く方」、「強いだるさ（倦怠感）や息苦しさ（呼吸困難）がある方」とされたのだ。なぜ、このような受診の制限をするのかというと、多くの人が医療機関を訪れるとそこで感染拡大が起こるし、入院できない人があふれて医療崩壊が起こるからというものだった。これについても、多くの批判や疑問が投げかけられ、五月になると政府はこれを撤回することになった。

しかし、災害時などの「非常時」に医療従事者がおこなっている判断は、「できるだけ多くの生命を助ける」という基準に基づくものなのか。多数の患者の「一人ひとり」に最善を尽くそうとしてどうにもやむをえず、選ばざるをえないことがある、と捉えるほうが妥当ではないだろうか。また、平常時でも「できるだけ多くの生命を助ける」という基準がある領域ではそれなりに生きていないだろうか。以上のように考えると、「医療崩壊による非常時に、一人ひとりの患者に最善をつくす医療から、できるだけ多くの生命を助ける医療への転換が迫られている」という記述は危うい。「一人ひとりの患者に最善をつくす医療」をあくまで追求しながらも、そうできない場合、どのような判断がおこなわれるのか、「できるだけ多くの生命を助ける医療」という基準は具体的に何をもたらすのか、弱い立場の人たちの排除をもたらさないようにしてどう適用できるのか、さらに深い討議と考察が求められている。

4 「無益な治療」という論拠は妥当か

日本集中治療医学会などの提言

二〇二〇年十一月には、日本集中治療医学会臨床倫理委員会がほかのいくつかの医学系学術組織[22]と合同で、「新型コロナウイルス感染症（coronavirus disease 2019, COVID-19）流行に際しての医療資源配分の観点からの治療の差し控え・中止についての提言」[23]（以下、「医療資源配分の観点からの治療の差し控え・中止についての提言」と略記）を発出している。

「治療の差し控え・中止」は、がんなどの死期がある程度予測できるような場合について、すでに二〇〇〇年代にガイドラインがまとめられ、通常の医療でおこなわれることが認められてきている。

これは「終末期医療」あるいは「人生の最終段階における医療」で、患者自身の意思表示を基本として「延命治療」を差し控えることができるとするものだ。この日本集中治療医学会の提言は、新型コロナウイルス感染症の爆発的流行のような非常事態には、医療資源を公正に配分するという新たな条件を加えて終末期医療での治療の差し控えや中止の考え方を適用できるとしたものだ。

だが、新型コロナウイルス感染症の爆発的流行の場合、「終末期」とはいえない患者に対しても、治療の差し控えや中止ができることにしなくてはならないのではないか。では、死が間近で避けられないという判断がなされている終末期について当てはまる治療の差し控えや中止についての考え方を、どうしてそうでない場合に当てはめることができるのだろうか。この点について、「医療資源配分の観点からの治療の差し控え・中止についての提言」は、人工呼吸器を付けなくてもいいという判断基準を示しているのかどうかよくわからない。

「朝日新聞」十二月七日付の記事「人工呼吸器を誰に　コロナ感染爆発時の治療判断で提言」では、「提言では治療の差し控え・中止の判断基準には触れていない」[24]とし、同学会臨床倫理委員会委員長の澤村匡史・済生会熊本病院集中治療室長は「様々な状況が考えられ、前もって具体的に決めるのは難しい」と説明したと伝えている。また、厚労省研究班の協力員の児玉聡・京都大准教授（倫理学）も「『医療資源配分の観点から』と書いてはいるが、配分が実際にどうなされるべきかには踏み込んでいない」と話したとし、さらに、「医療資源が足りない状況では、一人でも多くの患者を救うことが一番大きな目標になる。ただ、救うといっても、人工呼吸器を外せるぐらいの回復を指すのか、その後の余命や生活の質なども考慮するのかで、判断がかわってくる。個人的にはある程度の基準を準備した方がよいと思うが、一学会に担わせるのは難しいと思う」と述べたとも伝えている。

「無益な治療」という理由づけの問題

注意深く読むと、この提言は、「COVID-19の爆発的流行時においては、医療資源の制約に基づき、無益性も考慮してよりよい結果（健康状態の回復）が得られると期待される患者に優先的に資源を振り分けるという観点から、人工呼吸器などの生命維持装置を用いた治療の差し控え・中止が発生する状況も想定しなければなりません[25]」と述べている。治療の「無益性」が判断基準になりうるということを示唆しているとも受け取れる。

この「無益な治療」というコンセプトについては、重度の障害者の親であり、安楽死や障害者への医療のあり方について有益な著書や訳書がある児玉真美の『殺す親 殺させられる親[26]』の第二部と第三部に詳しく書いてある。「治療の無益性」をめぐる議論は二〇〇〇年代にイギリスやアメリカで注目されるようになったものだ。もともとは悪性腫瘍（がん）の患者をめぐるもので、延命のための措置が患者の苦しみを持続させることになることへの反省から用いられるようになった。ところが、それが生きるに値するいのちと値しないいのちを選別し、それを医師の専門性においてその権威で決めていいという文脈で用いられるようになっていったという。

二〇〇七年にアメリカ・テキサス州で起こった事件が例としてあげられている[27]。一歳のエミリオ・ゴンザレスはリー脳症という神経代謝障害をもって生まれ、有効な治療がなく重篤な病状だった。病院側は「治療の見込みもなく本人の苦痛を長引かせることにしかならない」として人工呼吸器を含めた治療の中心を決めたが、母親は「息子はモルヒネのお陰で苦痛を感じていないし、神に召されるまで息子が生きて母親と過ごす一瞬一瞬に価値がある」と主張した。これについて、障害が重くQOLが低すぎる場合、延命にも治療コストにも見合わないとして治療中止が正当化された。その前提には、一九九九年にテキサス州で制定された通称「無益な治療」法があり、病院側が「無益」と判断した場合、患者側はほかの医療機関を探さなければならないとするものだ。

だが、何をもって「無益な治療」とするかについては、さまざまな議論があって明確にはなっていない。「無益な治療」論を批判する障害者からは、この論が医療コストの問題とつながってしまう可能性があることへの危惧が表明されている。「医療資源配分の観点からの治療の差し控え・中止についての提言」では、「医療資源の制約に基づき、無益性も考慮して」といわれていて、この懸念があてはまるように思われる。また、そもそも回復の可能性がある患者に人工呼吸器を装着させないことを、「無益性」から説こうとすることにはかなり無理がある。

日本集中治療医学会などの提言への批判

「医療資源配分の観点からの治療の差し控え・中止についての提言」については、齊尾武郎と栗原千絵子による「Coronavirus disease 2019 (COVID-19) 治療の差し控え・中止の提言に対する疑義[28]」という批判(レター)も公表されている。そこでは、①ほかの患者に資源を振り分けることを目的として、ある患者の治療中止を正当とする「無益性」の基準、医学的適切性・妥当性の基準は、医学的にも社会的にも日本で合意された基準はない、②「医療・ケアチームの議論を経て行われること」とあるが、倫理・法的妥当性の検討が捨象されている、③威圧や誘引によらない「患者の意思表示やその推定」の判断が倫理的・公正におこなわれるための手続きが明示されていない、などの問題をあげている。

この提言では、「COVID-19の爆発的流行時においては、人工呼吸器などの生命維持装置を用いた治療の差し控え・中止が発生する状況も想定しなければなりません。そのような事態において、治療の差し控え・中止を余儀なくされた医療機関・医療従事者は、判断の倫理的妥当性と透明性を保つ限りにおいて、社会的非難から保護される必要があります」と述べていて、日本では許容されていない安楽死と同様に医療者に「社会的非難」が及ぶことを懸念している。救いきれない患者が押し寄せた場合、医療者が「選別」をせざるをえないことへの危機感があることは理解できる。

医療崩壊に近づいているような事態のもとで、医療者が患者間で治療の優先順位を選ばざるをえないような状況に追い込まれ、助かるはずの患者を助けられないことに苦しむというようなことも起こりかねない。二〇二一年の第四波と第五波などでは、そのような事態が生じたとしても不思議ではない。選別が不条理と感じられるとしても、より公正な措置がとれるようにしたい、だからガイドラインなどがあってほしいと考えるのは理解できることだ。

だが、基準があるのかないのかわかりにくい記述であり、実際は基準がないにもかかわらずあるかのように装うことでは、「社会的非難」は免れたとしても適切な倫理的判断をしたことにはならない。基準があるというのであれば、何を「無益な治療」と見なすのかについて、明らかにしなくてはならないだろう。

おわりに――今後の課題

この二年間に問われたのは、「医療崩壊」が起こったときにまず取り組むべきは、どのようにトリアージをおこなうかという倫理的問題だろうか。そのように理解して提示された提言などが複数あるが、それらは多くの人々から厳しい批判を浴び、とても受け入れられないとする意見が少なくなかった。これまでの生命倫理・医療倫理の枠を逸脱するものとならざるをえないからである。助けるいのちと助けないいのちをどう選別するかという問いに答えるのはきわめて困難であり、安易な「答え」は排除(「見捨てる」こと)の正当化をはらまざるをえず、恐怖を引き起こす。

まず問われているのは、そのような事態が生じないために何をしなくてはならないか、ということである。そのための対策にこそ力を入れるべきである。もし、どうしてもそれでは間に合わないという場合、まず思い起こすべきことは、なぜ通常の医療で助かるかもしれない人から人工呼吸器を取り外してほかに回すことは許されないのか、その根拠である。

新型コロナウイルス感染症の拡大が始まってからすでに二年が経過し、二〇二一年の四―五月の第四波、七―八月の第五波などでは、実際に医療者たちが医療崩壊、あるいはそれに近い事態に対処せざるをえない状況も生じた。では、医療者たちはそこでそうした状況にどのように対処したのだろうか。選別のための話し合いや討議がおこなわれるような機会は生じたのだろうか。
そうでないとすれば、どのように対処がなされたのだろうか。むしろ自宅で医療を受けられずに死に至るというような事態として起こったとすれば、それはなぜか。こうした事態はどのように減らし、なくしていくことができるのだろうか。こうした事実を検証しながら、この問題を今後も考え続けていかなくてはならないだろう。

注

(1) 首相官邸「新型コロナウイルス感染症の医療提供体制に関する関係閣僚会議」(https://www.kantei.go.jp/jp/99_suga/actions/202108/02kaigi.html)［二〇二一年八月三日アクセス］
(2) NHK「コロナ感染 自宅で死亡した人 8月は250人 7月の8倍に 警察庁」(https://www3.nhk.or.jp/news/html/20210913/k10013257851000.html)［二〇二一年九月十四日アクセス］
(3)「人工呼吸器、暗に断念迫られ コロナで死亡の高齢男性」「神戸新聞NEXT」二〇二〇年十二月三十一日付(https://www.kobe-np.co.jp/news/sougou/202012/0013976178.shtml)［二〇二一年十二月三十一日アクセス］
(4) 同記事
(5) 同記事
(6) 同記事
(7)「コロナ自宅療養4倍 1カ月で急増、福祉施設は3・7倍に」「産経新聞」二〇二一年五月八日付

（8）ＮＨＫ「「なぜ入院できない」息子を助けたかった…16日間の母の記録」（https://www3.nhk.or.jp/news/html/20210602/k10013062011000.html）［二〇二一年六月三日アクセス］
（9）大木貴博「新型コロナウイルス感染症による医療崩壊とは」「東京歯科大学市川総合病院循環器内科」（http://www.tdcigh-circ.jp/news/news_02.html）［二〇二〇年四月二十五日アクセス］
（10）島薗進「「見捨てられるいのち」をめぐる倫理問題」、『学術の動向』編集委員会／日本学術会議編「学術の動向」二〇二一年十二月号、日本学術協力財団
（11）ＮＨＫ「生放送「新型コロナ Ｖ7★世界テレビ会議」」、「バリバラ――みんなのためのバリアフリー・バラエティー」二〇二〇年五月七日放送（https://www.nhk.jp/p/baribara/ts/8Q416M6Q79/episode/te/J66JPJ8YGY/）［二〇二〇年八月一日アクセス］
（12）同ウェブサイト
（13）同ウェブサイト
（14）山﨑達枝『災害現場でのトリアージと応急処置 第2版』日本看護協会出版会、二〇一六年
（15）堀江宗正「早すぎるトリアージを許すな 人間性の放棄につながる懸念」「中外日報」二〇二〇年七月十日付
（16）生命・医療倫理研究会「COVID-19の感染爆発時における人工呼吸器の配分を判断するプロセスについての提言」（http://square.umin.ac.jp/biomedicalethics/activities/ventilator_allocation.html）［二〇二〇年四月十日アクセス］
（17）ＤＰＩ日本会議／全国自立生活センター協議会／ＡＬＳ／ＭＮＤサポートセンターさくら会／境を越えて／呼ネット（人工呼吸器ユーザーネットワーク）／バクバクの会――人工呼吸器とともに生きる／神経筋疾患ネットワーク「新型コロナウィルス対策における障害のある者への人権保障に関する

要望」(https://www.dpi-japan.org/blog/demand/corona_disability/)［二〇二〇年四月十五日アクセス］
(18) 日本集中治療医学会臨床倫理委員会／日本集中治療医学会「Coronavirus disease 2019 (COVID-19) 治療の差し控え・中止の提言に対する疑義」、日本集中治療医学会機関誌編集委員会編「日本集中治療医学会雑誌」第二十八巻第四号、日本集中治療医学会、二〇二一年、二九八―二九九ページ
(19) 齊尾武郎「COVID-19人工呼吸器配分提言を巡って」「臨床評価」第四十八巻第一号、臨床評価刊行会、二〇二〇年
(20) 同論文
(21) 厚生労働省「新型コロナウイルス感染症についての相談・受診の目安」(https://www.mhlw.go.jp/content/000628620.pdf)［二〇二〇年二月十八日アクセス］
(22) 日本COVID-19対策ECMOnet（代表 竹田晋浩）（日本集中治療医学会、日本呼吸療法医学会、日本救急医学会）ならびに厚生労働科学研究費補助金（新興・再興感染症及び予防接種政策推進研究事業）「新興・再興感染症のリスク評価と危機管理機能の実装のための研究」分担研究班。
(23) 澤村匡史／則末泰博／美馬裕之／植田育也／重光秀信／大野美香／牧盾／伊藤香／植村桜／上澤弘美／丸藤哲／藤野裕士／西田修「新型コロナウイルス感染症（coronavirus disease 2019, COVID-19）流行に際しての医療資源配分の観点からの治療の差し控え・中止についての提言」、日本集中治療医学会機関誌編集委員会編「日本集中治療医学会雑誌」第二十七巻第六号、日本集中治療医学会、二〇二〇年
(24)『人工呼吸器を誰に コロナ感染爆発時の治療判断で提言」「朝日新聞」二〇二〇年十二月七日付
(25) 前掲「新型コロナウイルス感染症（coronavirus disease 2019, COVID-19）流行に際しての医療資

源配分の観点からの治療の差し控え・中止についての提言」
(26) 児玉真美『殺す親 殺させられる親——重い障害のある人の親の立場で考える尊厳死・意思決定・地域移行』生活書院、二〇一九年
(27) 同書一二五—一二七ページ
(28) 齊尾武郎／栗原千絵子「Coronavirus disease 2019 (COVID-19) 治療の差し控え・中止の提言に対する疑義」、前掲「日本集中治療医学会雑誌」第二十八巻第四号、二九七—二九九ページ

第6章　トリアージと人権に関する哲学的覚書

一ノ瀬正樹

1　議論のすれ違い

同じ概念について論じているのに完全に議論がすれ違ってしまうことが、ときおり発生する。おそらくその典型は、「自由」の概念だろう。どのような制約もないという「無差別の自由」、言い換えれば（たぶん厳密には神にしか当てはまらないような）形而上学的自由の表象可能性について論じているとき、政治的な意味での「拘束からの自由」、たとえば出国の自由などを雛型として念頭に置いて応じてしまうと、まず話はかみ合わない。かつてデイヴィッド・ヒュームは、「自由」

（Liberty）について論じるに際して、自由を論じるときの混乱が著しく長く続いてきたという事象に言及し、次のように記した。「論争がこれほど長いあいだ闘わされ、そしてなお未解決であるという状況を見るだけでも、表現に何か多義性があり、論者たちは論争で使われている語句にそれぞれ異なった観念を付与しているのではないかと、そう推定できよう(1)」

同様なことは「幸福」の概念についても指摘できるように思われる。「幸福」は、happiness と表されたり well-being と表されたり、英語表記でも揺れがあるし、日本語の「幸福」の概念にも大きな揺れがある。一見すると、「幸福」は、個人の主観的な満足感や自足感、たとえば笑顔の絶えない家族に恵まれ、快適な住環境でゆったりした生活を送っているような人々が感じる感覚、それが「幸福」の意味だと受け取られるように思われる。けれども、たとえ個人の主観的感覚では満足感や自足感がなかったとしても、安定した収入と健康に恵まれている人々は、他者の目からは「幸福」な人だと思われ、本人が幸福でないと述べても、何を言う、そんなに恵まれていてしあわせではないか、と反応されることもあるだろう。つまり、幸福概念は、主観的ならぬ客観的な物差しで測られる側面ももっているのである。

たとえば、水道や電気や道路などのインフラが整っていること、あるいは健康や収入といった客観的に確認できる基盤が、おそらく幸福にとって必要であると思われる。実際、今日盛んに言及されるSDGsは、貧困や飢餓の克服、健康と福祉の充実、安定したエネルギーの供給、経済成長、イノベーションの推進、持続的な海洋資源や陸上生態系など、私たちの幸福にとって必要な、客観的に検証可能な目標を謳っている。「健康と福祉」と一般に訳されるゴール3の「福祉」はまさしくwell-beingである。SDGsが幸福概念と深く結び付いていることがわかる。けれども、よくよく考えてみれば、主観的な自足の感覚という、直観的に理解されるところの幸福概念の意義に照らすならば、たとえば、エネルギーの供給といったインフラ的な要素は、さしあたり幸福の意義を構成するものではないと感じられもするだろう。(2) 東日本大震災と福島第一原子力発電所事故後に「いのちと電気、どっちが大事か」などという文言が飛び交った時期を想起するならば、インフラ的な要素は私たちの生活の核心を成していないように受け取られがちなように感じられる。むろん、それは、日本人がインフラに恵まれた国に生きているがゆえの偏った認識である。インフラが整っていない国では、電気が点いた、というのは大きな喜びになり、幸福をもたらす要因になりうる。いずれにせよ、このような背景のもと、幸福を論じるとき、奇妙なすれ違いが発生する素地が生まれる。

2　トリアージという緊迫

さて、ここでの主題は「トリアージ」である。議論のすれ違いについて最初に述べたのは、私がみるところ、トリアージについても、自由や幸福の概念の場合とまったく同じではないにせよ、似たような議論のすれ違いが発生しているという、驚くべき事実に面しているからである。

しかしまずは、「トリアージ」とは何か、について多少の概括をしておこう。そもそもここで問題にしている「トリアージ」とは、緊急的な災害や事故の現場で傷病者が多数発生してしまった場合に、設備やマンパワーの点で限られた医療スタッフがかけつけて、全員に平等に医療サービスを提供できないので、医療サービスを提供する順序を付ける作業のことを意味している。たいていは、四つの色分けしたタグによって傷病の状態を類別し、傷病の程度が中程度の患者で、医療サービスを提供すれば救命できるが提供しなければいのちを失ってしまうだろう患者に優先的に医療サービスを提供する。そして、それよりも軽症の患者は後回しとし（医療サービスを直ちに提供しなくともいのちを失うことはないので）、また、傷病の程度が重度で救命が難しいと判断される患者、またはすでに死亡していると思われる患者にも医療サービス提供を後回しにするか、あるいは医療サービスは提供しない。「事故や災害などにより多数傷病者の発生する現場では、一刻でも早く治療の優先順位を決め、必要な応急処置を行い、医療施設に搬送することが、傷病者の救命につながる。特に、円滑な医療をおこなうには「3Ts」が不可欠といわれている。「3Ts」とは、Triage＝トリアージ、Treatment＝治療、Transport＝搬送、の頭文字を取ったもので、「災害時の3Ts」と呼ばれる(3)」

緊急的災害現場でのトリアージは、かなり緊迫感漂う営みとならざるをえない。しかし、それでも、極力公平かつ倫理的に正当化できるよう、いろいろな原則が打ち立てられている。たとえば、トリアージ実施者は治療に加わらない、すべての傷病者をトリアージする、トリアージ実施者が一人で判断する、トリアージ実施者の決定に異議を申し立てない、トリアージは繰り返しおこなう、といった原則が立てられている(4)。一人でも多くの人を助ける、一人の人を救うために多数の人を犠牲にしてはならない、といった緊張感にあふれたぎりぎりの原則が貫かれている。[5] 具体的には、四つの優先順位が設けられる。

第一順位が赤タグで「生命・四肢の危機的状態で、直ちに処置が必要」、第二順位が黄色タグで「二、三時間処置を遅らせても悪化しない程度バイタルサインが安定している」、第三順位が緑タグで「軽度外傷、通院加療が可能程度」、第四順位が黒タグで「生命兆候がない」とされる。[6]

トリアージは人間が判断しておこなうことなので、黒タグを付けられて亡くなった傷病者が発生したとき、その遺族が「本当に黒タグだったのか、どうしようもなかったのか」と疑問を抱くことはたしかにある。二〇〇五年のＪＲ福知山線脱線事故の四時間後に現場に入った秋冨医師は以下のようにいう。

> 四時間後に到着した私は、現場から次々と搬送されてくる「黒タッグ」の傷病者に多く対応した。見るも無惨な状態のご遺体を目の前にして、これは現実なのかと目を疑った。ご遺体は、いかにも亡くなっていると一瞬で判断できるものもあれば、まだ息をしているのでは、と見間違うものもあった（略）発災直後の阿鼻叫喚の状況で、落ち着いてトリアージを行うことができるものか、当時いっしょに現場へ同行した長谷先生と話していた（略）災害現場のど真ん中でトリアージを行う困難さと、「黒タッグ」をつけるという責任は、計り知れないものだと思う。混乱した発災直後の災害現場では、モニターもない状態で「黒タッグ」を的確につけることと自体が不可能なのではないだろうか。後になって、トリアージの内容を非難することは間違

っていると思う。それはあくまでも後出しじゃんけんのようなものであり、混乱した現場のことを知らない人が言うことなのではないだろうか？　トリアージをする側は、混乱した状況のなかで、一人でも多くの命を救うために最善を尽くしているのである。間違えようと思ってしている人などなく、極限の状況でベストを尽くした結果なのである。(7)

もちろん、だからといって、黒タグを付けられた傷病者の遺族が抱く疑問に何の対応もしなくていい、ということにはならない。監察医の長崎靖は、黒タグを付けられて亡くなった傷病者の被災状況、受傷状況、トリアージ実施時間と実施者などを記載した、正確な死体検案書を作成すること、そしてさらには損傷を記載した人体図を示して説明することが、割り切れない気持ちでいる被害者の遺族にとって重要であると指摘し、次のように述べる。「死亡した家族の損傷を詳細に知りたいと願うご遺族が存在すること、そして知りたいと思うようになるまでの期間がまちまちであることから、損傷を正確に記録し、長期間保管する必要性を認めた」(8)

3　救急外来でのトリアージ

こうした緊急的な災害現場でのトリアージの考え方は、必ずしも災害現場だけに該当するものではなく、一般の病院での外来患者への救急看護などの場合にも適用される。日本救急看護学会が監修して刊行している『トリアージナースガイドブック2020』[9]によれば、「症候を有する患者の緊急度を判断し、診療や看護ケアの優先順位を判断する看護師のこと」を「トリアージナース」と呼び、求められる前提条件として、「看護経験が三年以上あり、救急看護師のクリニカルラダーレベルⅢの能力を有する」「批判的思考や臨床推論、問題解決能力を有する」「予測性や柔軟性をもち、臨機応変な対応ができる」「高いコミュニケーション能力を有する」「自律性を持ち、ロールモデルとなる」「ストレスに順応する」という六つが挙げられている[10]。そして、緊急度の過小評価（アンダートリアージ）や過大評価（オーバートリアージ）の問題にも触れながら、トリアージに関わる法的問題や倫理的問題についても整理されている。たとえば、患者・家族との信頼関係の構築、知る権利の尊重、プライバシーの保護などの倫理的配慮が言挙げされている[11]。こうした枠組みのなかで、トリアージの実際について、頭痛、めまい、痙攣、胸痛、吐血、熱傷、耳痛、眼痛などの具体的な症状別に詳細にトリアージのポイントを記している。医療者たちの真摯な検討具合が伝わり、襟を正したく思う。

加えて、私がみた限りでかなり重要だと思ったのは、「トリアージにおける医療者の擁護」という、患者・家族ではない医療者に関する倫理的配慮を挙げている点である。少しでもリアルに想像しようとすれば了解できると思うが、時間の制約がある緊急的状況のなかで、迅速かつ正確な緊急度の判断が求められる医療者は、過酷な要請のもとにあり、重大な責任を課せられ、緊張感のなかに巻き込まれている。そして、「突然の発症であることや患者の病態の変化などで現状に対応できない家族などへの対応や家族からの要求などに難渋することも多い（略）医療従事者、とくに看護師は患者の擁護者として位置づけられているが、適正なトリアージを実施するためには医療従事者も擁護されることが必要である」[12]。私たちは、どうしても、自分が患者になってトリアージされる側になったときのことを表象して、そういう観点からトリアージを論評しがちだが、それは明らかに不十分である。医療者があってこそ成立するのがトリアージであり、医療者も考慮対象に入れて考えていかなければならない。そして、医療者も生身の人間であり、心をもっている。そのことへの想像なしでは、トリアージに関する議論は独りよがりの空振りに終わってしまうだろう。

4　新型コロナウイルス感染症に関する人工呼吸器の配分

さて、現在世界中を席巻している新型コロナウイルス感染症問題だが、そこでも「トリアージ」の問題が取り沙汰されるに至っている。感染症が著しく広がり、人工呼吸器やECMOを必要とする患者が多数発生した場合、医療器具というインフラの面でもマンパワーの面でも、そして時間的切迫性という面でも、迅速に器具を装着する順番を決める必要性が生じることが予想されるからである。日本の文脈で、この問題については、新型コロナウイルス感染症が問題になりはじめてすぐに、生命・医療倫理研究会が「COVID-19の感染爆発時における人工呼吸器の配分を判断するプロセスについての提言」[13]と題するステートメント（以下、「提言」と略記）を発出した。要するに、新型コロナウイルス感染症患者に対して、万が一実際に人工呼吸器などに関してトリアージを実施しなければならなくなった場合に、医療者が各人のその場での個別の判断をしなければならず過重な責任感に押しつぶされないようにするため、一定のガイドラインを設定しておこう、という提言である。前節で触れた「医療者の擁護」という観点とつながり、かつまた、そうすることで患者やその家族に対して公平な処置を与えるのを可能にすることをもくろんでいる。

「提言」は、第一節「判断の基本原則」で、人工呼吸器などの医療資源が払底している場で医療措置を控えざるをえない場合について、かなり明確に記している。一見、非常に冷たく響く文言だが、それは、トリアージが実施されなければならない緊迫性を反映していると捉えられる。以下の三点である。

①救命の可能性がきわめて低い状態の患者に対して、心停止時に心肺蘇生を行うこと。
②救命の可能性がきわめて低い状態の患者に、人工呼吸器を装着すること。
③人工呼吸器を装着後、救命の可能性がきわめて低い状態になった場合に、人工呼吸器の装着を継続すること[14]。

平時であるならば、そして医療資源に余裕があるならば、この三つの条件に当てはまる患者に対しても、この三つの医療行為が施されるし、施されるべきだろう。しかし、ここでの主題は医療資源が払底しているという緊急的事態での対応方法である。もたもたしてはいられない、という状況である。厳しい判断が求められるのは当然だろう。むろんのこと、医療的措置を受けられない患者に対して、何の対応もしないということではない。「提言」には「患者の生命の短縮につながりうる判断は、医療・ケアチームとして行い、検討内容を診療録に適切に記録するとともに、可能な限り患者やその家族等と共有する[15]」とある。

「提言」で、トリアージをおこなう基準が「救命可能性」に置かれていることは明白である。事実、こう明記されている。「人工呼吸器が不足しており、人工呼吸器を装着する患者の選択を行わなければならない場合には、災害時におけるトリアージの理念と同様に、救命の可能性の高い患者を優先する[16]」。そうであるなら、一般に懸念されがちな、高齢者、人種、障害者などに関する差別的な判断は厳に戒められていると考えられる。高齢患者と若年の患者が搬送されてきて、高齢患者のほうが救命可能性が高ければ、人工呼吸器は高齢患者に装着される。「提言」はこう記す。「救命可能性の判断は、医療・ケアチームが、個別の患者の容体に応じて、救急医療・集中医療の分野で広く共有された重症度の指標等を用いて恣意的にならないように慎重に行うとともに、判断のプロセスを適切に記録しなければならない。性別、人種、社会的地位、公的医療保険の有無、病院の利益の多寡（例：自由診療で多額の費用を支払う患者を優先する）等による順位づけは差別であり、絶対に行ってはならない[17]」。市民としては、実際に新型コロナウイルス感染症の患者についてのトリアージが実施されなければならなくなった際には、ぜひともこの「提言」に沿った公平で平等な判断をしてほしいと願う。

「提言」でのトリアージには、先に記した三つの「医療措置を控えざるをえない場合」の②と③に示されているように、そもそも人工呼吸器を装着するかどうかを判断するときのトリアージ（「事前トリアージ」などと呼ばれる）と、人工呼吸器を装着後にそれを継続するか取り外すかを判断するトリアージ（「事後トリアージ」などと呼ばれる）の二種があると考えられる。とりわけ、事後トリアージは究極的な識別のように響く。「提言」の第三節「人工呼吸器装着についての本人の意向の確認」の部分で、人工呼吸器を装着するに際して、患者当人に次の点などを説明する、と記されている。

①人工呼吸器による治療を継続しても救命の可能性がきわめて低い状態になった場合には人工呼吸器を取り外すこと。
②より救命の可能性が高い患者に使用するため、人工呼吸器を取り外すことがありえること。
③いかなる場合でも、苦痛の緩和のためのケアは最大限行われること。[18]

人工呼吸器を装着している患者から、それを取り外すことがありうる、と患者本人に説明したうえで人工呼吸器を装着する、というわけである。こうした人工呼吸器の取り外しは、むろんのこと、救命可能性がより大きい別の患者に再配分するためである。しかも、「提言」では、「人工呼吸器を取り外す場合には、本人の同意（本人の事前の意思表示や家族等による意思の推定を含む）があることが望ましい[19]」として、患者本人の「同意」という要件が導入されている点が特徴的である。

このような「提言」の立場は、緊急的な事態に際して、医療者がどのようにすれば多くの患者のいのちを救えるかという目的に照準を合わせて、医療者の意思決定をアシストする手引である。しかし、事前トリアージだけではなく、事後トリアージまでをも明記した点で、一部の人たちにある種の恐怖心を抱かせることもあったようで、いささか負の反響を呼びもしたのだった。

5 「救命可能性」と「生存年数最大化」

さて、では、トリアージをめぐる問題とは何なのだろうか。その問いに対する私の当初の理解は、トリアージを実施する際の基準や方法に関するものこそがトリアージの問題であり、それは医療現場の問題であると同時に、実施方法についての倫理的な問題にも結び付く主題圏である、というものだった。たとえば、すでに触れたように、トリアージは、年齢や人種などの差異を基準に持ち込むべきではなく、ひとえに「救命可能性」を基準にすべきだという、おそらくは大方の同意を得られやすいと思われる見解に対して、「生存年数最大化」という、年齢による識別を含意する基準を一部持ち込んでいいのではないかとする議論もありうる。[20] 実際、幼い子ども三人を育児中の三十代の新型コロナウイルス感染症肺炎の患者と、子育てがとうに終わっている七十代の同様の患者が同時に運ばれてきて、ともに人工呼吸器を装着しないといのちの危険があり、しかも残念ながら使用可能な人工呼吸器は一台しかなく、しかし容体からするに救命可能性はほぼ同じという見立ての場合を想定するならば、医療者としてどのような選択をするか、と想像したとき、人情としてあるいは直観からして、年齢を考慮して若い患者を優先する、という選択肢のリアリティは高まるのではないかと思われる。先に触れた「一人の人を救うために多数の人を犠牲にしてはならない[21]」という、いわゆる「最大多数の最大幸福」を謳う功利主義（大福主義）の原則を重視するとするならば、いまの例だと、三十代の患者の背後には幼い子どもの生活がのしかかっていることを考えるとき、七十代の患者に比して、より多くの人の幸福が三十代の患者のほうに包摂されているといえる以上、若い患者を優先することが正当化されそうにも思われる。

もっとも、私としては、いま記したような場合を根拠として「生存年数最大化」の原理の導入を許容するのは、ややためらいを感じる。人のありようはさまざまである。いまの例でも、七十代の患者の背後にも、三十代の患者の場合とは違った意味で、多くの人たちの幸福がのしかかっていることもありうる。その患者が会社のカリスマ的社長で、多くの従業員の生活を支える秀でた能力を有していて、その方が亡くなると多数の人々の幸福が減じられてしまう場合などは、はたしてどうしたらいいのか。さらに、すでに別稿[22]で触れたことだが、そもそも三十代の患者と七十代の患者で、救命可能性がほぼ同じとは考えにくい。

救命可能性が厳密に同じというのはありえないように思われるのである。おそらく、いまの例のような場合、確率としては、三十代の患者のほうが救命可能性がやや高い、という判断が下される見込みが高いのではないだろうか。そうなると結局、「生存年数最大化」という基準による判断と同じになるわけだが、その判断に至るロジックは異なる。それに、二つの基準を導入すると、使い分けの問題が発生し、別の意味での混乱を招きやすい。やはり、基本は、「救命可能性」という単一の基準に依拠するべきではないだろうか。

もっとも、医療者であれ、救命可能性の微細な差異を識別できるとは想像しにくい。そうした点を少しでも補うべく、先に触れた『トリアージナースガイドブック2020』にあるような詳細な判断のガイドが考案されていると理解できる。こうしたガイドラインをさらに改善していくことで、トリアージの現場での問題性は少しずつクリアされていくのだろう。

さらに二点、追記しておきたい。私は別稿[23]で、感染症の罹患と隔離・治療というプロセスが、善しあしは別にして事実上、犯罪と刑罰というプロセスと類比的に理解される場面があることを指摘した。そのことは、とりわけ、感染症対策をまったく無視した自由な生活をして、その結果実際に感染してしまった患者に対する、感染症対策を厳密にして制限された生活を余儀なくされている人々からの非難的なまなざしに現れる。そのようなケースは、そのような患者と、きちんと感染症対策をしていたけれども心ならずも感染してしまった医療従事者やエッセンシャルワーカーが同時に病院に搬送されてきて、トリアージをしなければならなくなった場合に顕在化する。そうした場合に、まったく平等に「救命可能性」だけに注視して優先順位を決める、というやり方が一般的同意を得られるだろうか。正直、私は、この点が少し気にかかる。もちろん、医療者としては、そこに差異を設けるなどということはありえないだろうし、そもそも緊急的に搬送されてきた患者の罹患の来歴について、現場の医療者がすぐに判別できるはずもないだろう。けれども、一般の人々の観点から、事後的に捉えるならば、本当に純粋に「救命可能性」だけに依拠していいのだろうかという、なにかやるせなさは残るかもしれない。難しい問題だが、言及することをタブー視することなく、誠実に論じていくべきだろう。

もう一つは、先に言及した「提言」で、事後トリアージの実行に際して、すでに人工呼吸器を装着している患者本人の同意を求めることを提言している点に疑問を提起したい。もう一度引用してみよう。「人工呼吸器を取り外す場合には、本人の同意（本人の事前の意思表示や家族等による意思の推定を含む）があることが望ましい」。しかし、これは患者にとってかなり酷なプロセスである。外してもらいたくないと思っても、ほかの患者の手前、意に反して同意してしまう場合が発生するのではないか。こうした議論は、安楽死を合法化したとき、家族や病院の負担を長引かせることに対する負い目から、本当は安楽死を望まないけれども、意に反して安楽死に同意するよう暗に強制されることにならないか、という問題と類似している。(24) この点については、さらに議論を深めていく必要があるだろう。

6　トリアージをめぐる予防文脈と危機文脈

以上のように、トリアージをめぐる問題というのは、トリアージを実施する際の基準や方法論をどのようなものにすべきか、というものである。そのように私は理解していた。しかしながら、「提言」に対して、まったく別口の反論・異論が出た。本書に所収しているいくつかの論文にもそれが示唆されていると思う。それは、そもそもトリアージは人権や人間の尊厳に反するもので、実施するべきでない、実施する必要がないように備えるべきである、という趣旨の反論である。正直、私にとってこうした議論は青天の霹靂だった。どういう意味の議論なのか、最初に聞いたときには理解ができなかったのである。

すでに確認したように、トリアージは、医療器具や医療スタッフなどの点で、すべての患者に平等に医療サービスが提供できないような緊急時に、少しでも人命を救助するための措置である。もしこれが倫理的にまずいというのならば、合理的に考えて、トリアージをしなければならない「緊急時」を現出させないようにする、という方策が講じられなければならない。すなわち、医療設備や医療スタッフのマンパワーを充実させて、それが不足することがないよう整えておく、という方策である。おそらく、そうした方策を実施しようと努力することに反対する人はいないだろう。自分が感染症などに罹患して患者になったとき、十分な治療を受けられるのは、トリアージの場に巻き込まれることよりも安心であるのは自明の理である。問題は、そもそもそうしたことを本当に完全に実現できるのか、担保できるのか、という点である。

たとえば、ある病院に人工呼吸器が五台あったとしよう。これだと、パンデミックの緊急時には不足する恐れがあるので、倍の十台を備えておこう。むろん、そうする予算があって十台にできるなら、準備としては堅固になる。けれども、パンデミックが発生し、患者が押し寄せてきて十台でも足りなくなる、という可能性は絶対ないと言い切れるだろうか。福島第一原子力発電所の事故の際、「想定外」という言葉が関係者から発せられて顰蹙を買ったことがあるが、同じことがいえないだろうか。想定外の緊急的事態が発生して、いくら万全の準備をしたと思っていても、その範囲を凌駕する惨事が起こってしまうという可能性である。トリアージの議論というのは、そうした場合がありうる、ということを前提にして、そうした緊急的事態の危機管理を論じようとしている。それに対して、トリアージは人権や人間の尊厳に反するのでおこなうべきでない、と論じる人が本当にいるのだとしたら、そういう発想は、壊滅的な危機的状態を発生させてはならない、絶対に予防しなければならない、という議論をしているのだと解するしかない。私はこの二つの議論の文脈について、別稿でそれぞれ「予防文脈」と「危機文脈」と呼んで、次のように図示してその対照性を記した[25]。傍点を付した部分が、それぞれの文脈が主題化している場面である。

［予防文脈の発想］
パンデミック→トリアージをしないよう予防策追求→？
［危機文脈の発想］
パンデミック→トリアージをしないよう予防策追求→予防不成功時のトリアージ

このように、「予防文脈」と「危機文脈」は論じている主題が異なっている。冒頭に触れた、自由や幸福に関する議論のすれ違いと似たすれ違いの現象がここで発生しているのではないだろうか。そして、当たり前といえば当たり前だが、合理的・理性的に考えて、トリアージをしないよう予防策を追求することが「不成功」に終わる、という事態が絶対にないということを、神ならぬ人間が担保することはできない。しかし、「予防文脈」の議論は、どうも私がみるところ、たぶん暗黙的に、そういう不成功が絶対ないということが成立しうると前提しているように聞こえてしまう。なので、予防策の不成功時については、論じていないように思われるのである。そのために、右の図示中では「?」で、表示したのである。あるいは、「予防文脈」に沿うかぎり、万が一予防策が不成功の場合は、特定の基準やガイドラインなしに、医療者のその場での（直観的？　行き当たりばったりの？）判断で医療サービス提供の優先順位を決めていく、あるいは、目の前の患者から医療措置をしていく、ということになるのだろうか。そうした提案は、まことに奇妙なことに聞こえてしまうし、患者たちにとって、そして医療者たちにとっても、かなり酷なことのように思われる。

7　予防文脈の不整合性

二点加えておこう。もともとトリアージについての議論は、思考実験として有名な「トロリー問題」に構造上似ている。いくつかの選択肢から特定のものを選ばなければならない状況で、なんらかの選択基準を導入して選択を決定していく、という問題だからである。そして「トロリー問題」の場合は、どういう選択をしようとも無傷ではありえないという設定だったが、トリアージの場合もその点同様である。そして、確認すべきは、「トロリー問題」と同様な構造をもつ事態は、決して思考実験のような虚構空間だけでなく、現実の状況としても現出しているということである。

いくつか事例を挙げることができる。一つは、自動車使用の法的許可である。普段は当たり前のように利用したり使用したりしている自動車だが、日本の場合、毎年三千人ほどが交通事故死している。その意味で、自動車は恐るべき凶器だといえるだろう。けれども、私たちの社会は、いわばそうした交通事故死が発生してしまうことを黙認して、自動車を法的に許可している。なぜだろうか。それは、もし自動車使用を法的に禁止してしまったならば、交通事故死はたしかに発生しなくなるが、別の形でのリスクが高まってしまうからである。救急的な場合や緊急的な場合に自動車なしでは大きな被害が発生しうるし、自動車があれば助かるいのちが失われてしまうことがあるだろう。それに、直ちに死に結び付かないとしても、生活の利便性という点で自動車はもはや不可欠である。

しかし、自動車事故死してしまう人だけに注目すれば、それはもちろん悲劇であり、予防すべきだろう。なにしろ、三千人ものいのちが失われてしまうのだからである。では、どうすべきか。自動車使用を禁じるというのは別の弊害を生むし、極端すぎて現実的でない。したがって、交通安全教育を徹底するということになるだろう。このことに異論をはさむ人はまずいない。誰も、好きこのんで交通事故の加害者や被害者になりたくない。けれども、私たちは神ならぬ人間である。場合によっては交通事故を起こしてしまう。そこで、そうした場合のレッカー車の準備や刑罰のシステムや保険などの制度を導入して備えている。「危機文脈」の発想そのものである。しかるに、先の「予防文脈」の考え方をここに当てはめるならば、交通事故死は発生してはならないので、ともかくも交通安全教育や徹底した交通安全システムの構築に傾注すべきだ、ということになる。それは誰も反対しない。しかし、では、そうした交通安全策が不成功に終わった場合はどうするのか。「予防文脈」はどう考えるのか。どうも、ここがわからない。逆にいえば、交通事故死に対して、私たちの社会が暗黙的に容認しているのならば、なぜ、緊急的な医療現場でのトリアージにだけ倫理的非難を加えようとするのだろうか。整合性を保とうとするならば、トリアージに反対し、そして自動車社会に対しても厳しく異論を唱えるべきだろう。しかし、どうもそのような議論の趨勢にはなっていない。

もう一つの例は犯罪の例である。二〇二〇年の警察庁のデータでは、殺人による死者は三百人程度だとわかる。[26]交通事故の死者数よりは少ないが、これもまた重大な悲劇であることは論をまたない。倫理的に、あってはならないことである。しかし、やはり私たちは神ならぬ人間なので、殺人の加害者や被害者になってしまうことがある。それどころか、犯罪心理学者の小田晋によると、「人間性の中に犯罪を犯す傾向性そのものが存在している」[27]とされる。つまり、人間というのは犯罪可能性を内在させている存在者だということである。そのため、私たちの社会は、犯罪、とりわけ殺人のような重大犯罪が発生しうるということを想定して、警察制度を構築し、迅速な犯人逮捕のシステムを作り、そして、日本の場合は死刑をも含む刑罰制度を設けている。これもまた、典型的な「危機文脈」に沿った設計である。

では、「予防文脈」の考え方をこれに当てはめてみたらどうだろうか。いうまでもない、「防犯」の徹底こそが強調されることになる。道徳教育や、防犯環境設定を旨とした人目に付かない空間を少なくするといった空間デザインの設計などを推進するといったことである。[28]このことは、交通安全教育の場合同様、誰も異論はない。犯罪がない社会は、まことに望ましい。しかし、「予防文脈」の考えに従ったとき、ひとたび私たち生身の人間の間で犯罪が発生したらどうすればいいのだろうか。犯罪は予防すべきだ。もちろんそうである。しかし、実際に犯罪が起こってしまったときの備えも必要なのではないだろうか。トリアージに対して「予防文脈」を重視する人たちは、少なくない殺人事件が毎年発生している社会の環境や教育のあり方に対してどういう立場を取ろうとするのだろうか。犯罪を予防すべきだ、犯罪はあってはならない。では、犯人検挙を一つの使命とする警察制度をどのように捉えたらいいのだろうか。どうも、そのあたりの整合性がよく理解できない。

同様なことは、おそらく、国家としての安全保障にも当てはまるだろう。国家間の対立が発生したとき、武力衝突などが発生しないように外交努力による衝突予防に努めるべきである。当然のことだろう。そうした「予防文脈」の議論に異を唱える人はまずいない。しかし、二〇二二年二月に発生したロシアによるウクライナ侵攻を顧みても、神ならぬ人間は戦争という愚かなことを依然として起こしてしまう存在である。したがって、万が一武力衝突や侵略行為が発生した場合というワーストケースを想定して何らかの備えをしておこうという議論にもなる。まさしくこれが「危機文脈」である。こういう議論に対して、「予防文脈」の議論は、そのような武力衝突は起こってはならないし、衝突予防の努力が不成功に終わることはない、と主張するのだろうか。もし「予防文脈」の議論がそのように展開されるのだとしたら、世界の現実とは不整合を来してしまうようにも思われる。政治が絡むデリケートな問題だが、私たちの平和で安全な生活にも関わることなので、少なくとも議論を煮詰めていく必要があるだろう。

もう一点、「予防文脈」の不整合性を指摘したい。もし、トリアージは人権や人間の尊厳に反するので、おこなうべきではない、とするならば、たとえばある患者がすでに人工呼吸器を装着している場合、あとから人工呼吸器を装着すればその患者よりも救命可能性が高い別の患者が搬送されてきた場合でも、すでに人工呼吸器を装着している患者から人工呼吸器を外すことはない、ということになるだろう。「事後トリアージ」はおこなわない、ということである。私の一般市民としての素朴な感覚からすると、そういう方針も一定の説得力があるように思えてくる。しかし、ここで確認すべきは、このような「予防文脈」的方針を採用するということは、すでに人工呼吸器を装着している患者と、あとから搬送されてきた患者との間で、結局は前者を優先するというトリアージの一種を遂行していることになっているということ、これである。トリアージに反対して「事後トリアージ」をおこなわないとしたとき、実は、そのこと自体が別な意味でのトリアージをおこなっていることになってしまうのである。ということは、トリアージに対して「予防文脈」に沿って倫理的に非難するという議論は、自身に跳ね返って、自己矛盾という論理的不整合を犯してしまっているということである。これは、重大な理論的瑕疵であるといわなければならない。

8　トリアージと人権

しかし、以上の私の検討は、単なる「藁人形」への論難であるかもしれない。トリアージに対して、人権や人間の尊厳に言及して懸念を表明するという議論は、トリアージをしてはならない、と主張しているのではなく、トリアージをおこなうに際して人権や人道に配慮すべきだ、と主張しているとも考えられる。いや、そう主張しているのだと信じる。そして、そうであるならば、それはまことにもっともな議論であり、私もまったく異論はない。実際、トリアージと人権や尊厳性との連関を論じている文献を少しでも調べてみると、トリアージをおこなうに際しての配慮すべき点を人権や尊厳に照らして検討していることがわかってくる。

そして、実は、振り返ってみると、トリアージの実施方法や基準について論じている、すでに触れた医療者向けのガイドブックや、やはりすでに触れた「提言」でも、トリアージを実行するにあたって患者の人権や尊厳に配慮するべきであることを明確に謳っている。たとえば、例の『トリアージナースガイドブック』では、平等に看護を提供する、患者・家族との信頼関係の構築、知る権利の尊重、プライバシーの保護、などの倫理的配慮を言挙げしている。[29]また、「提言」でも、「性別、人種、社会的地位、公的医療保険の有無、病院の利益の多寡（例：自由診療で多額の費用を支払う患者を優先する）等による順位づけは差別であり、絶対に行ってはならない」と明言している。あるいは、たとえばブハット・ミカロウスキ、ワイリー・クイレン・マーチンらによる「人権といえ」という倫理的命法には不明確さがあり、その欠点を補うためには、人権の考え方を適用して、COVID-19トリアージ」と題された論文をみると、「より多くのいのち、より多くの存命年数を救え」という倫理的命法には不明確さがあり、その欠点を補うためには、人権の考え方を適用して、年齢やさまざまな差別や平等性をめぐるトリアージのジレンマを解明していく枠組みを提供するべきだと論じている。つまり、できるだけ多くのいのちを救うという大福主義的（功利主義的）な「救命可能性」原理に対しては、人権概念に基づく調整や補整が必要であり、差別を禁止し、すべての人命は等しい価値と尊厳を有するということへの強いコミットメントが求められるというのである[30]。年齢差別、所得差別、障害者差別、性差別、人種差別、そうした差別的基準をトリアージの際に決して持ち込んではいけないというポリシーであり、おそらくこの考えに対して誰も異論をはさむことはないだろう。

ここまでで話が終わり、あとは粛々と、どうしても必要な場合は適切な仕方でトリアージをおこなう、ということで社会が営まれるのならば、それはそれでいい。けれども、やはり、どうも私には引っかかりが残る。トリアージの現場では、事実として、結局は誰かが後回しにされたり放置されたりしてしまうことが起こるのである。人権概念を純粋に適用したときに、そうした事態はどのように位置づけられ、どのように咀嚼されるのだろうか。私は哲学専攻なので、発想としてはどうしても「そもそも論」を展開したいという志向性をもつ。そもそも、人権概念を前提としたとき、たとえば日本国憲法第二十五条「すべて国民は、健康で文化的な最低限度の生活を営む権利を有する」という条文に照らした場合、トリアージで後回しにされたり放置されたりする人たちは人権を侵害されているとする、すでに私が仮想的に触れた見方が頭をもたげてきてしまうのではないか。やはり、トリアージと人権尊重というのは、非常に折り合いが悪いのではないか。

こうした疑問を解明するには、人権あるいは基本的人権の概念の徹底的かつ根本的な検討が求められる。それはここでの主題から大きく逸脱してしまうし、私自身の力量や理解も決して十分ではないので、まさしく「覚書」的に、二つの論点だけを記し、将来的な展開に資するようにしたい。

9 「公共の福祉」と人権の制約

一つの論点は、人権概念と、社会全体のあるいは人類全体の保存、という二つのアスペクトの関係性である。一般に、ローマ法から近代前期までに確立してきた倫理体系によると、倫理には「自己保存」と「人類保存」という二側面があると考えられる。(31) 人権思想が「自己保存」と相性がいいのは直らに明らかだが、「人類保存」とはどうなのだろうか。人権思想は、人類保存と対立するのかそれとも両立するのか、あるいは融合するのだろうか。特にこのトリアージを論じる文脈で問うべきは、人類全体を保存することと自分自身の権利を守ることとが、万が一コンフリクトを起こしているように解される場合、人権思想はどのように考えるのだろうか、という疑問である。たぶん、最初の手がかりは、やはり日本国憲法の条文に求められるだろう。第十三条はこう謳っている。「すべて国民は、個人として尊重される。生命、自由及び幸福追求に対する国民の権利については、公共の福祉に反しない限り、立法その他の国政の上で、最大の尊重を必要とする」。すなわち、「公共の福祉に反しない限り」という制限が人権には課せられているのである。

では、「公共の福祉」とは、どのような事態のことだろうか。私が知るかぎり（私が間違っているかもしれないが）、実は憲法学の領域でも、「公共の福祉」をどう捉えるかについて真に確定的な解釈はまだ確立されていないように見受けられる。二〇〇三年と〇四年に作成された衆議院憲法調査会事務局による「基本的人権の保障に関する調査小委員会」の参考資料をみると、「公共の福祉」を人権を制約する外的な一般的原理として捉えるような解釈は退けられ、「公共の福祉」は経済的自由権に関してだけ人権を制約するものであり、精神的自由に関しては適用されないといった解釈が優勢であるように読める。とりわけ二〇〇四年版の参考資料によると、「公共の福祉」をめぐる現在の通説は「一元的内在制約説」だとして、それによれば「日本国憲法の下において人権の制約原理として是認されるのは、それに対抗する他の人権のみであり、この人権相互間に生じる矛盾・衝突の調整を図るための実質的公平の原理が公共の福祉に他ならない[32]」とされる。しかし、同時に、保護されるべきは個々人の権利に還元されるわけではなく、選挙活動に対する規制などの社会全体の利益として観念されるものもあるとして、「個人の利益ないし福祉の充足・実現ということと、個人の立場を超えた社会全体の利益ないし福祉の充足・実現ということとの調和を模索する営為が問題となるという認識をもつことが必要となってくる[33]」としている。ただし、〇三年版ですでに、「公共の福祉」を「公益」などとして捉えてしまうと、法律による人権制限が容易に肯定される恐れがある、という警告も記してあった[34]。

かなり錯綜していると感じられる。個々人の人権なのか社会全体の利益なのかは大きな係争点だと思われるが、いずれにせよ人権相互のコンフリクトの発生の際に、一定の人権の制約が必要とされるという認識が自覚的に導入された結果が「公共の福祉」の考え方であると捉えられる。これについて私が最初に抱いた素朴な疑問は、これは要するに基本的人権の思想の破綻、あるいは少なくとも深刻な困難を表明していることにほかならないのではないか、というものである。

言い方を変えてみよう。一般的な倫理学の概括で述べられる、義務論と大福主義（功利主義）の対比に沿って述べるならば、人権思想は明白に義務論的な考え方に親和している。個々人の人権それ自体として尊重されるべきもので、尊重した結果がどうのという考慮は本質的ではないとされているはずだからである。たとえば、冤罪で有罪になりそうになった人が、実際に無罪だとわかったとき、それを無罪にしてしまうと積み上げてきた検察の苦労が水の泡になってしまうという、検察にとっての不利益が生じるとしても、きちんと無罪にすべきである。さらに、たとえその人物が性格的な問題で周囲に面倒をかけるような人物だったとしても、周囲が迷惑という不利益を被るからといって、無罪なのに有罪で押し通すことは許されない。それが人権尊重の思想である。であるならば、行為や方策の結果をもって善悪を判断する大福主義とは根本的に違って、人権思想というのは、行為や方策の結果によらず、それに先立つ義務や規範に従うことが善悪の判断の基準だとする義務論の文脈に適合的であることは間違いない（むろん、大福主義でも、別な意味で、無罪の人を有罪で押し通すことは是認されないはずではあるが）。

けれども、それでは「公共の福祉」の考え方はどのような意義をもつかと考えれば、これは明らかに大福主義的な仕方で、帰結や結果を考慮した考え方である。だとすれば、「公共の福祉」を伴う人権思想というのは、実は、義務論的な文脈に定義的に位置しながらも、その領域を侵犯して、大福主義的な変質を宿命的に受け入れざるをえないという、いってみれば、自己背馳的な様相を本来的に宿しているといえるのではないだろうか。破綻すれすれの思想のように聞こえるのである。

もっとも、人権思想の側からすれば、義務論と大福主義といった区分は何の関わりもなく、事態的に大福主義と合致する点が現れようと、人権思想としての難点にはならない、と解答できるかもしれない。それに、ここでは検討は省くが、そもそも義務論と大福主義という規範倫理のスタンダードとされる区分それ自体、どこまで正当性をもつかは、必ずしも自明ではない。ただ、そうはいっても、人権思想と大福主義とが一定の対立のもとで議論が展開されてきたという論争の歴史的事実はやはり認められる。ここは、やはりさらに検討が必要だろう。

10 絶対的権利としての人権？

ともあれしかし、以上のような私の見方に対して、人権思想の側では、決して破綻していないと論じるだろうと思われる。人権思想の文脈では、人権を「絶対的権利」(absolute rights) として位置づける議論があり、それによれば、人権はどのような状況でも例外なしに侵害されない権利として捉えられ、個々人の人権を尊重することが鋭いコンフリクトを起こしてしまう場合（まさしくトリアージがその一例だろう）でさえ、絶対的権利は侵害されていないとされる。そうした論立ての典型的な議論は、アラン・ゲワースの古典的書物『人権』[35]にみることができる。ゲワースは、テロリスト集団がある政治活動家に対して母親を公開の場で拷問死させせよ、命令に従わなければ大都市の無辜の住民に核兵器を用いると脅迫する、という思考実験を想定する。息子に拷問死させられないのは母親の絶対的権利である。では、息子がテロリストの命に従わないならば、息子は数千人の市民の生命への権利を侵害しているのだろうか。[36]これはまさしく各人権間のコンフリクトが発生した場合である。これで、どちらかの人権だけを優先し、他方の人権を侵犯できる、とするならば、人権は絶対的とはいえないだろう。

しかるに、ゲワースはこう述べる。「介在的行為の原理に従うならば、息子が自身の母を拷問死させることを拒絶したことに続いて発生する、あるいは発生するであろう多くの人々の死に対して因果的責任のみならず道徳的責任を負うのは、息子ではなくテロリストであることが帰結する（略）息子の拒絶が多くの人々の死という結果となるのは、ひとえにテロリストたちの致死的行為を介在しているがゆえである（略）ここでの道徳的責任は息子に帰されるのではないのだから、息子が母親を拷問死させないという道徳的義務にはなんの関わりもない、よって母親の相関的権利は依然として絶対的である[37]」

この議論を初めて知ったとき、私は摩訶不思議な違和感を覚えた。つまりゲワースは、一見権利間のコンフリクトが発生しているようにみえる緊急的で異常な状況で、事実として人々の人権が侵害される場合でも、人権の絶対的位相は保持されているというのである。[38]慎重で突っ込んだ検討が要請されるが、それは別の機会に譲り、ここでは二点を覚書として記しておきたい。

一つは、もしゲワースがいうような「絶対的権利」のあり方を受け入れるならば、人権思想にのっとったうえでトリアージはほぼ全面的に許容されることになるのではないだろうか。なぜなら、先のテロリストの例の場合の、介在原因としてのテロリストの行為は、トリアージの文脈では、まさしく新型コロナウイルス感染症によるような感染症だと解されるからである。多くの患者が搬送されてきて、トリアージをおこない、その結果として何人かの患者のいのちが犠牲になったとしても、医療措置を受けた患者の人権の絶対性は揺るがないし、それ以外の患者の犠牲の責任は感染症にあるのであり、医療者やトリアージ制度にあるのではないということになる。トリアージに対して人権尊重にのっとって批判的議論を提起する議論は、これにどう答えるだろうか。

第二の点は、ゲワースの議論に従うと、まさしく「公共の福祉」の導入で危惧されていた「法律による人権制限が容易に肯定される恐れ」に似た事態が現実化してしまうことになりはしないか、という疑問である。特定の人権の絶対性を守ることが、ほかの人々の人権侵害を事実として帰結してしまう場合でも、そうした人権侵害の要因が外部に別の介在原因として認定できるならば、人権の絶対性は揺るがず、そして人権侵害という事実も許容できるということになるのではないか。たとえば、自国のであれ他国のであれ、独裁者の非人道的な要請や政策（領土を放棄せよ、さもなければ云々など）によって人権尊重についてのコンフリクトが起こり、一方を擁護すれば他方の犠牲が出る場合でも、他方の犠牲を容易に、そして野放図に承認するロジックに転換されてしまうのではないだろうか。たしかにトリアージでも、実際に実行される場合はある種の犠牲が出てしまうのだが、それでも、極力人権尊重に配慮するようガイドラインが定められている。しかるに、ゲワースのような絶対的権利と介在的原因の考え方を取り入れると、人権のコンフリクトが起こった場合に発生する犠牲に対して、特段の配慮なく端的にそれを許容するという、いささか乱暴な事態を、おそらくは人権尊重の本来の趣旨に逆行して招来させてしまいうるのではないだろうか。この点、少なくとも検討の余地があると私には思われる。

11　人権概念の基盤と「人民の福祉」

私の素朴な理解では、人権思想に関して発生する問題性は、どうも人権の主体を「個人」(Individual) にだけ置くという、暗黙の了解に発しているように思われる。そして、そのような暗黙の了解で考えていくと、ローマ法から近代に至るまでに成立してきた、「自己保存」と「人類保存」という倫理の二枚看板性と微妙な齟齬を来すことになってしまうのではないだろうか。したがって、私たちの社会の実態としては、「人類保存」と親和性が高い「公共の福祉」的な視点、すなわちトリアージの根底をなすような視点、は実際上不可欠であるにもかかわらず、それは「自己保存」と競合する可能性を胚胎しているがために、「個人」を軸とする人権思想は、「公共の福祉」的な考えを、外的かつ制約的な視点として捉え、なんとかして理論的に考慮の外側に押し出そうというベクトルをもつことを動機づけられてしまうのではないだろうか。

しかし、それは私の素朴な、そのために可謬的な理解にすぎないかもしれない。ここでも、そもそも論が必要だろう。そもそも、人権思想の出自はキリスト教的倫理観にあることは疑うべくもない。しかし同時に、私がいま述べた「自己保存」と「人類保存」という倫理の二枚看板性もまた、そもそも西洋のキリスト教文化圏のなかで育まれてきた枠組みである。一体どうなっているのかと疑問を向けてみたとき、十六世紀のイギリスのピューリタンの運動に一つのヒントがあることに気づく。この点は、森島豊の労作『抵抗権と人権の思想史』[39]が詳細に跡づけているので、そこを少し く参照してみよう。

森島は、『聖書』で人間は「罪を犯すにもかかわらず、その存在と共に生きることを喜ぶ神が「あなたを造られた主（創造主）」であると語られている。この聖書的創造主が王政を制定し、君主よりも上位に位置するので、人権主張の根拠となった」[40]と喝破し、人権思想のキリスト教『聖書』との本質的結び付きを確認する。そして、ピューリタンの運動のなかで一六四七年に開催された「パトニー会議」で、信教の自由や言論・出版の自由などを保障する生得の権利が明記された世界初の憲法草案「人民協約」が提案され、「その中で人間が生まれながらに持つ平等の権利を主張する支柱になっていたのは、天地を創造された聖書の神への信仰であった」[41]。彼らピューリタンは、「神の前では皆平等であることを、理屈ではなく、目で見て心に感じ取っていた」[42]。そのため、現世の王や支配者は絶対の権威ではなく、彼らが人々の生活を害しようとするならば、人々は神に訴え、抵抗することが許される。いわゆる、「抵抗権」である。人間の生きざまの真の評価や罪の裁きなどは、この現世で完結するものではなく、「イギリスのピューリタンたちは、審判を伴う終末論的な神の臨在の感覚を有しており、国王の命令に抗して神に従う信仰を貫こうとしていた」[43]。「最後の審判」の概念である。

ところが、こうした文脈で現れてくるのが「人民の福祉」という理念だった。森島によれば、それを強く前面に出したのは十七世紀のジョン・リルバーンであり、彼は『獣の所業』[44]のなかで「私は神に尋ね求め、神の栄光と人民の福祉（good of his people）のためになることを語ることができるように導き力づけてください、と願い求めた[45]」と述べる。そして、こうした考えを意識的に主題化した代表はヘンリー・パーカーである。パーカーは、「すべての法をして法たらしめる至上の法、すなわち人民の福祉（Salus Populi）へと導く。王の大権法自体この法に従属する[46]」と述べた。ピューリタンたちは、「神の前での平等と「自己保存」「人民の福祉」が破られる危険にあるとき、人民には抵抗する権利があることを主張した。これらがきわめて宗教的要素を持っていることは明らかである[47]」。「歴史的過程において、自由と人権の基礎づけは宗教的要素であった[48]」

　こうした人権思想の本義をあらためて顧みるとき、私としては、人権の帰属先を「個人」にだけ求める素朴な人権概念理解は、実はかなり歪曲されたものなのではないかという疑念を抱かざるをえない。本来の人権思想のなかに、まさしく内在的に、「人民の福祉」として、日本国憲法が表明している「公共の福祉」に対応する理念が包摂されていたのであり、そういう意味で、人権は決して「個人」にだけ帰属するような理念ではなかったのではないだろうか。つまり、「公共の福祉」は人権に対する外在的制限をもたらすただし書きなのではなく、人権概念を内在的に構成する一要素なのではないか、ということである。だとすれば、トリアージ問題で人権概念にのっとって批判的な見解を述べることは、すでに述べたようにそれ自体として不整合・自家撞着を抱懐しているだけでなく、かえって人権概念の本義からも外れている、とする議論展開が可能になるのではないだろうか。このあたり十分に検討の必要があることを、ここに覚書として記しておきたい。

12 人権概念の普遍性の問題

しかし、もちろん、以上に跡づけたような人権概念の本義はあくまで歴史的な成り立ちであって、その後人権概念は変容と発展を遂げて普遍的な道徳的価値として日本を含む世界に定着しているのではないか、という疑問も当然提起されうるだろう。けれども、こうした疑問の趣旨を即座に受け入れることには、私はためらいを感じる。これが、私が人権に関する覚書として二番目に記したい論点である。そうした私のためらいには、互いに連関する二つの理由がある。最後にそれらを簡単に記して、本章を閉じたい。

一つには、倫理学の世界ではよく知られているように、人権思想とは異なる倫理学の有力な立場として、アラスデア・マッキンタイアを代表とする哲学者たちが展開しているとされる「共同体主義」(communitarianism)の考え方があり、その考え方は必ずしも全面的に不合理なようには思えないという点がある。マッキンタイアは、要するに、私たち人間存在はそれぞれの地域の歴史や伝統のなかで成長し生きているのに対して、人権思想ではそうした各共同体に属しているという具体的様相を排除した、抽象的な「個人」概念に基づいて倫理的合理性を説いていると論じている。私は先に、人権思想には、「個人」を超えた「人民の福祉」の概念が伴われていると述べたが、とはいえしかし、「個人」概念が全面的に無効になっているわけではない。そしてたしかに、「人は神の前で平等」という人権思想の根幹は、個別的な歴史的来歴を排した抽象的な「個人」概念を帰結しそうである（ジョン・ロールズの「原初状態」に似ている）。

マッキンタイアは、代表作『美徳なき時代』第十五章で端的に次のように述べている。「私の人生の物語は、私の同一性がそこから引き出されているところの共同体の物語のなかに常に埋め込まれている。私は過去とともに生まれた。したがって、個人主義の様態に沿って、私をそうした過去から引き離そうとすることは、私の現在の諸関係性のあり方を損なう（deform）ことである（略）自己はその道徳的同一性を、家族、近隣、都市、部族などの諸共同体の成員であることを通じて、そこに見いだすべきなのである（略）私が何者であるかは、その鍵となる部分で、私が相続しているものであり、現在の私にある程度まで現前している特定の過去である。私は歴史の一部として自分自身を見いだしている（略）それは、私を伝統の担い手の一人と述べることである[49]」。人権思想に対する、決してあなどれない代替的な倫理思想がここに確認できる[50]。

さて、もう一つの理由は、そもそもキリスト教信者がわずかしかいないこの日本で、濃密な意味でキリスト教に由来する人権思想を字義どおりにそのまま適用することが、はたしてどれほどの正当性をもちうるのか、という点である。この疑問についていったんは検討すべきではないかと感じる。この点は、右に述べた「共同体主義」の考え方の一つの応用でもあり、そしてすでに触れた森島の労作の主要な論旨にも関わる。詳細は森島の『抵抗権と人権の思想史』を参照してほしいが、要するに、日本では、たしかに日本国憲法で「基本的人権の尊重」を謳っているが、それは必ずしも、西洋キリスト教の影響下で育まれてきた本来の人権思想と同じではなく、微妙に異なっていて、

「人は神の前で平等」といった人権思想の基盤に対応しているものではない、というのが森島の、日本の人権思想理解についての解釈である。すでに触れたように、人権思想は、王や支配者の背後に、それらをはるかに凌駕する権威として神を置き、そのために「人民の福祉」をプライオリティとした抵抗権が導入されてきたのであった。けれども、日本の伝統のなかでは、明治憲法が明示的にそうだったように、天皇の存在が日本固有の仕方で、そして暗黙的な仕方で、依然として世界観や倫理観に息づいていて、それはキリスト教的な「人は神の前で平等」という、現世的権威の背後に神の権威を置く思想とは異質である、と論じるのである。[51]

こうした森島の解釈がどこまで正鵠を得たものであるかは、私の立場からは即断はできない。ただ、日本が「基本的人権の尊重」を謳いながら、多くの国民の支持のもとで死刑制度を存置し続けている点に鑑みると、一定の説得力があるとはいえる。二〇二〇年末現在で、欧米のようなキリスト教文化圏では、ベラルーシを除き（死刑制度は存在するとしても執行停止している国も含めて）軒並み死刑が廃止されている。この状況のなか、日本はいく度となく国連人権理事会から死刑廃止・死刑停止の勧告を受けている。けれども、日本政府は世論の支持を主な理由として、国連勧告を拒否している。

私の理解では、なぜキリスト教文化圏では徐々に死刑廃止になっていくのかは、そもそも私たちの「いのち」は神の賜物であり（そういう意味で神の持ち物であり）、それを与えたり奪ったりというのは人間の権限を超えていて、したがって、「いのち」に関わる罪責の判断は「最後の審判」で神によっておこなわれるべきだ、というキリスト教の、ひいては本来の人権思想の背景のゆえであると捉えている。つまり、死刑というのは、キリスト教的人権思想の枠内からみるかぎり、人間社会の刑罰制度をはみ出たものであり、人間社会の刑罰としてはありえないもの、不可能なもの、という理解が根底に流れているのではないか、というのが私の従来の持論である。[52] むろん、キリスト教文化圏のすべての人々が人権思想の出自やその本来的意義について熟知し自覚しているとは考えにくいが、文化の根底に流れている基本的発想として、なんとなしにそれに導かれ、冤罪による死刑執行事例の発覚などを機縁として、死刑廃止へと抵抗なく促されていったのではないだろうか。それに対して日本人には、人権ということで、「人は神の前で平等」とか「最後の審判」などと結び付けて理解する土壌がない。したがって、人権尊重を謳っていても、そして国連の勧告を受けても、死刑存置を続けている。これは「人権」概念をめぐる不幸なすれ違いであるというべきである。私は、だから、日本国憲法の「人権」は、英訳の際 Human Rights とは訳さずに Jinken と表記して、日本的な理解であることの説明を加えたほうがいいのではないかと考えている。国際的な誤解を避けるためである。

いずれにせよ、人権思想そのものにも、依然として検討し詰めていくべき点が少なからず潜在することは明らかである。そのため、トリアージの問題に対しても、人権概念に訴えることによって批判的な議論をするのは、人権概念の背後に隠れている困難な問題性への顧慮と検討なしには、意義の不明確な空振りの主張になってしまう恐れがあり、説得性をもちえないのではないだろうか。

以上、覚書として記しておきたい。

（1）Hume, D. 1999. *An Enquiry concerning Human Understanding*. ed. T.L. Beauchamp. Oxford University Press, p. 148. 私自身は、少なくとも「自由」には大きく異なる二つの意義があると考え、一つを「過去視線的・回顧的・責任連関型自由」（p―自由と呼ぶ）、もう一つを「未来視線的・展望的・権利連関型自由」（f―自由と呼ぶ）として捉え、これまで論じてきた。p―自由は、過去の行為で自由だった、という理解に現れる自由で、責任帰属とリンクしていく。それに対して、f―自由は、未来では自由にそうすることができる、という用法に現れる自由で、権利主張と結び付いている。少なくとも、こうした二義を区別しないと、自由についての議論は混沌に陥ってしまうだろう。一ノ瀬正樹『確率と曖昧性の哲学』（岩波書店、二〇一一年）第五章「自由は生命現象か――時制差と自由度の導入」を参照されたい。

（2）私は別稿で、幸福にとって、インフラの整備などは「必要条件」であり、自足的な満足感は「十分条件」であるとして、さしあたりの整理をした。一ノ瀬正樹「「しあわせ」の二極性から「個人」概念の深みへ」（西本照真／一ノ瀬正樹編『病災害の中のしあわせ――自然災害とコロナ問題を踏み分けて』〔武蔵野大学しあわせ研究所叢書〕所収の序章、武蔵野大学出版会、二〇二一年、五―二一ページ）を参照されたい。

（3）山﨑達枝『災害現場でのトリアージと応急処置――DVD＋book』日本看護協会出版会、二〇〇九年、二ページ

（4）同書一三ページ

（5）同書同ページ

（6）同書一五ページ
（7）同書三七―三八ページ
（8）同書四二ページ
（9）日本救急看護学会監修、日本救急看護学会トリアージ委員会編『トリアージナースガイドブック2020』へるす出版、二〇一九年
（10）同書一〇―一二ページ
（11）同書二〇―二二ページ
（12）同書二二ページ
（13）生命・医療倫理研究会「COVID-19の感染爆発時における人工呼吸器の配分を判断するプロセスについての提言」生命・医療倫理研究会、二〇二〇年三月三十日（http://square.umin.ac.jp/biomedicalethics/activities/ventilator_allocation_recommendations.pdf）［二〇二一年四月二十日アクセス］
（14）同提言二ページ
（15）同提言三ページ
（16）同提言五―六ページ
（17）同提言六ページ
（18）同提言四ページ
（19）同提言六ページ
（20）広瀬巌『パンデミックの倫理学――緊急時対応の倫理原則と新型コロナウイルス感染症』勁草書房、二〇二一年、四〇―五六ページ

(21) 前掲『災害現場でのトリアージと応急処置』一三ページ

(22) 一ノ瀬正樹「自然災害と感染症に立ち向かう倫理——大震災とコロナ感染症の中で「しあわせ」は成り立つか」、前掲『病災害の中のしあわせ』所収、一二一ページ

(23) 前掲「自然災害と感染症に立ち向かう倫理」一一三—一一七ページ

(24) 安楽死合法化による安楽死の同意への暗黙的な強制の可能性については、シーラ・マクリーンとアリソン・ブリットンによってつとに指摘されている。ただし、マクリーンとブリットンは、最後の決定権はあくまで当事者個人にあるので、やはり合法化が望ましい、と論じ進めている（Sheila McLean and Alison Britton, 1997, *The Case for Physician Assisted Suicide*, Harper Collins Publishers, pp. 12-15.）。一ノ瀬正樹『死の所有——死刑・殺人・動物利用に向きあう哲学 増補新装版』（東京大学出版会、二〇一九年）八〇—八一ページも参照。

(25) 前掲「自然災害と感染症に立ち向かう倫理」一二四ページ

(26) 警察庁「犯罪被害者等施策に関する基礎資料 12．特定罪種別 死傷別 被害者数（令和元～2年）」警察庁（https://www.npa.go.jp/hanzaihigai/whitepaper/w-2021/html/zenbun/part3/b3_s6_12_02.html）［二〇二一年四月二十日アクセス］

(27) 小田晋『人はなぜ、犯罪を面白がるのか——現代版・犯罪精神医学入門』はまの出版、一九八八年、二六六ページ

(28) 小宮信夫『犯罪は「この場所」で起こる』（光文社新書）、光文社、二〇〇五年

(29) 前掲『トリアージナースガイドブック2020』二〇—二二ページ

(30) Vivek Bhatt, Sabine Michalowski, Aaron Wyllie, Margot Kuylen and Wayne Martin, 2021, "Human Rights and COVID-19 triage: a comment on the Bath protocol," *Journal of Medical Ethics*, 47(7),

2021, pp. 464-466.

（31）一ノ瀬正樹「倫理とリスクと予防と前進と」、一ノ瀬正樹／児玉一八／小波秀雄／髙野徹／高橋久仁子／ナカイサヤカ／名取宏『科学リテラシーを磨くための7つの話――新型コロナからがん、放射線まで』所収、あけび書房、二〇二一年、一〇六―一〇九ページ

（32）衆議院憲法調査会事務局「「公共の福祉（特に、表現の自由や学問の自由との調整）」に関する基礎的資料」基本的人権の保障に関する調査小委員会、二〇〇四年、七一ページ（https://www.shugiin.go.jp/internet/itdb_kenpou.nsf/html/kenpou/chosa/shukenshi046.pdf/$File/shukenshi046.pdf）［二〇二二年四月二十日アクセス］

（33）同資料七二ページ

（34）衆議院憲法調査会事務局「基本的人権と公共の福祉に関する基礎的資料――国家・共同体・家族・個人の関係の再構築の視点から」基本的人権の保障に関する調査小委員会、二〇〇三年、九ページ（https://www.shugiin.go.jp/internet/itdb_kenpou.nsf/html/kenpou/chosa/shukenshi031.pdf/$File/shukenshi031.pdf）［二〇二二年四月二十日アクセス］

（35）Alan Gewirth, *Human Rights: Essays on Justification and Applications*, The University of Chicago Press, 1982.

（36）*ibid.*, pp. 225-227.

（37）*ibid.*, p. 230.

（38）人権思想の文脈で、こうした「絶対的権利」の概念がすべての論者に認められているかというと、そうとはいえない。たとえば、マイケル・J・ペリーは、「絶対的権利」の概念適用の政策上の部分的意義を認めながらも、「すべての人権が、道徳的権利であれ法的権利であれ、絶対的であるとは、

誰も主張しない。多くの人権は、道徳的権利としても法的権利としても、条件的であり、無条件的ではない」(Michael J. Perry, *The Idea of Human Rights*, Oxford University Press, 1998, p. 106.) と記している。このあたりの論争の帰趨については、深田三徳『現代人権論――人権の普遍性と不可譲性』(〔法哲学叢書〕、弘文堂、一九九九年) 第三章「「不可譲の権利」と「絶対的権利」」から学んだ。

(39) 森島豊『抵抗権と人権の思想史――欧米型と天皇型の攻防』教文館、二〇二〇年

(40) 同書五九ページ

(41) 同書一二一―一二二ページ

(42) 同書一〇七ページ

(43) 同書三〇四ページ：

(44) John Lilburne, *A Works of the Beast or A relation of a most unchristian censure*, 1638, [Early English Books Online], pp. 19-20.

(45) 前掲『抵抗権と人権の思想史』一一七ページ

(46) 同書一一八ページ

(47) 同書一二八ページ

(48) 同書一三一ページ

(49) Alasdair MacIntyre, *After Virtue*, Third Edition, University of Notre Dame Press, 2007, p. 221. (アラスデア・マッキンタイア『美徳なき時代』篠﨑榮訳、みすず書房、一九九三年)

(50) 共同体主義に抗して、進化生物学的な知見に基づいて人権思想の普遍性を立証していこうとする、興味深い試みが内藤淳によってなされている。内藤は、そうした議論を、事実と価値の区分の問題を繊細に考慮しながら展開しようとしている。まことに興味深い。私としては、そうした議論に一定の

説得性を見いだすが、同時に、それによって守られる倫理思想ははたして「人権思想」と呼ぶべき代物なのか、という点に若干の疑念を感じている。むしろ、別な名前で表記すべき倫理体系なのではないだろうか。内藤淳『自然主義の人権論――人間の本性に基づく規範』（勁草書房、二〇〇七年）を参照。

（51）森島は、日本の自民党の憲法改正草案のなかで、第九十七条の削除が提案されている点を特に注意している。第九十七条は、「基本的人権は、人類の多年にわたる自由獲得の努力の成果」だと記していて、これは、ジョン・ロックの労働所有権論などに対応した、つまり、神から与えられた自然に対して人間がやはり神から与えられた能力を駆使して努力労働して必要なものを所有していく、という西洋的な人権思想の典型的な表現である。しかし、自民党案では、「人権は神から人間に与えられるという西欧の天賦人権思想に基づいたと考えられる表現を改める」（自由民主党『日本国憲法改正草案Q＆A 増補版』憲法改正推進本部、二〇一三年、三七ページ）として、そのためにそうした思想を示す第九十七条を削除するとされている。この点を森島は、「人権を認めているけれども、それを神から与えられたとする西欧の天賦人権思想を憲法から取り除きたいということである（略）「人類の多年にわたる自由獲得の努力の成果」というキリスト教人権思想史の事実を憲法上不必要だとしている」（前掲『抵抗権と人権の思想史』三三三ページ）と説明している。そして森島は、「権利は、共同体の歴史、伝統、文化の中で徐々に生成されてきたものです。したがって、人権規定も、我が国の歴史、文化、伝統を踏まえたものであることも必要だと考えます」という、「共同体主義」を彷彿とさせる自民党憲法改正草案Q＆Aの文言を引用している（同書三三四ページ）。森島自身は、しかし、キリスト者として、そうした事態を改めて、日本にもきちんとした人権思想を根づかせたいという立場を一貫して展開している。いずれにせよ、日本の自民党政府は、人権思想を維持しながらも、そこから西洋キリスト教的な本来の出自を取り除こうとしている、という解釈である。非常に考えさせられる、興味深い指摘である。たしかに、棚瀬孝雄が指摘するように、「権利要求が日常的な社会的相互作用の流れを中断して、社会関係に緊張をもたらすことも事実である（略）権利主張は、権利尊重にはない否定的な要素を含むものとして懐疑的な目で見られることになる」（棚瀬孝雄『権利の言説――共同体に生きる自由の法 オンデマンド版』〔keiso C books〕、勁草書房、二〇一三年、三〇ページ）という側面はあり、とりわけ日本では、アメリカのような裁判社会に比して、権利主張があまり好まれない傾向があるように見受けられるが、それは、もしかしたら、日本型の権利概念の固有性に由来するのかもしれない。

（52）私はこれを「死刑不可能論」と呼んで、詳しく展開している。前掲『死の所有』第一章「死刑不可能論――死刑存廃論に潜む倒錯」および Masaki Ichinose, “The Death Penalty and a Lockean Impossibilism,” in *Locke on Knowledge, Politics and Religion*, eds., Kiyoshi Shimokawa and Peter R. Anstey, Bloomsbury, 2021, pp. 145-166 を参照。

第7章　選別なきトリアージとトリアージなき選別
――「トリアージ」という語をめぐる混乱と錯綜

安藤泰至

二〇二〇年以来のコロナ禍でトリアージをめぐる議論が盛んになっており、それまでは「トリアージ」という語を聞いたことがなかったような人たちにまでこの言葉が浸透している。しかし、少なくとも現在の日本で、「トリアージ」という語は多様な意味で用いられており、そのことがトリアージをめぐる議論にさまざまな混乱をもたらしてもいる。一方で、トリアージとは「いのちの選別」であり「あってはならないもの」だという認識をもつ人々、「トリアージ」という言葉自体に恐怖を覚えて拒絶反応を示す人々が存在する。他方で、この同じ「トリアージ」という語が、コロナ禍以前の平時の医療現場や行政で（本来の意味をやや拡張したような仕方で）日常的に用いられてきたという現実がある。もちろんこうした両者において、「トリアージ」という語が指している内容と意味は異なっているわけだが、これはどちらの用法が正しくてどちらの用法が間違っているという問題ではない。むしろ、歴史的には「トリアージ」という言葉や概念自体が、それが適用される領域やその意味をさまざまに拡大してきた。現在では、さまざまな領域で用いられる「トリアージ」という言葉に単一の定義を与えることが困難なほど、多様な「トリアージ」概念が並存しているともいえるのである。[1]

本章では、こうした「トリアージ」概念の多様性とその言葉をめぐる混乱に焦点を当てることで、コロナ禍でのトリアージをめぐる議論が見落としてしまいがちないくつかの事柄にあらためて目を向けるとともに、トリアージをめぐる議論が現在のさまざまな生命倫理問題のなかでどのように位置づけられるのかについて論じたい。

1　選別なき「トリアージ」

「トリアージをしてほしい」という要望？

まずは、コロナ禍が始まった頃のいくつかの私的な回想から話を始めよう。二〇二〇年四月、筆者は『生命倫理学と障害学の対話』[2]の共訳者でもある友人の児玉真美からのメールを受け取った。児玉は重症心身障害がある娘の母親の立場から、これまでいくつかの生命倫理問題について発言してきたライターである。その児玉が代表理事を務める日本ケアラー連盟は同年三月、障害児・者や高齢者などを自宅で介護している家族が、コロナ禍で不安に思っていることや困っていることについて緊急アンケートを実施した（「ケアラーと新型コロナウイルス感染症緊急アンケート」）。そうしたところ、その要望欄のなかに「トリアージを導入してほしい。安心できるから」という記述が二つもあって啞然としてしまった、という内容のメールだった。

コロナ禍での「トリアージ」をめぐって最も大きな抵抗を示してきたのは障害者団体であり、そうした状況のなかで障害のある人たちが真っ先に医療へのアクセスを断たれてしまうのではないか、自分たちが選別され排除されてしまうのではないかという懸念は、当時すでに「医療崩壊」が起こっていたイタリアなどをはじめとして世界中で表明されていた。あとで述べるように、トリアージでは高齢者が排除されやすいこともよく知られている。にもかかわらず、なぜ前述のアンケートでそうした障害児・者や高齢者を介護している家族（ケアラー）から「トリアージをしてほしい」などという言葉が出てくるのか。おそらくそれは、その人たちが「トリアージ」を「命のリスクが高い人が最優先される」と理解しているからだろう。普段の状況でも重い障害がある人や弱った高齢者にはちょっとしたことが命の危険につながることは多く、コロナ禍で、このアンケートに回答したケアラーたちの最大の心配がそこにあることはいうまでもない。それにしても、実際にはコロナ禍でのトリアージによって医療へのアクセスから排除されてしまうだろう人々のケアラーからそうした「トリアージをしてほしい」という要望がなされてしまうという皮肉な事態……それは単に彼らが「トリアージ」のことを知らない（あるいは意味を誤解している）ということなのではなく、本章で述べる「トリアージ」の語をめぐる混乱の一例だと考えたほうがいいのではないか。

こんなところに「トリアージの」語が!

筆者が驚いたのは、それから半年以上あとの二〇二〇年の暮れに同じく児玉から送られてきたメールのほうだった。そこに添付されていたのは「中国新聞」二〇二〇年十二月二十三日付の記事だった。この記事では「トリアージ」の語が、「COVID-19(新型コロナウイルス感染症)の無症状ないし軽症の感染者に対して、入院か自宅療養かを振り分けるための診察」という意味で使われており、感染者の増加によってそうした診察が追いついていない事態について「トリアージ待ち(待機)」という語が用いられていた。すなわち、この記事では「トリアージ」の語は、感染者がさらに増加して「医療崩壊」と呼ばれるような事態に至った際に想定されているような「トリアージ」とはまったく別の意味で用いられているわけである。後者の「トリアージ」は、新型コロナウイルス感染症による肺炎の重症化のために人工呼吸器やECMOによる集中治療が必要な患者が多数発生し、その全員に人工呼吸器やECMOを使うことが不可能な状況で、そのなかのどういう人たちを優先的に治療するか(もちろん治療しても救命できない場合はあるが、治療から排除されればそれはイコール死を意味する)ということ、すなわち「医療資源が十分にない緊急時にやむをえずおこなわれる患者の選別」の意味である。この意味での「トリアージ」に対する懸念は世界中の障害者団体や人権団体から表明されていた。また、あとで述べるように、日本の一部の生命倫理学者や医療者たちが医療崩壊時のトリアージについての提言[3]を出しており、それが議論になっていた。そのため、「中国新聞」の記事のような「トリアージ」という語の使い方、すなわち全員の救命が不可能なような緊急の状況ではなく、その「選別」によって自動的に死に追いやられる人もいないような状況での患者・感染者の振り分けについて「トリアージ」という語が使われていたことに筆者は驚き、奇異な印象を抱いたのである。

当初、これは「トリアージ」という語をめぐる（新聞記者の）「誤用」ではないかと考えた筆者は、そうした意味での「トリアージ」の用法がどこからきているのかをいろいろ調べてみたところ、医療や行政の現場ですでに十年以上前から、基本的には平時（必要な医療資源が十分にある状況）でのこうした単なる患者の振り分けや緊急度の判断について「トリアージ」の語が日常的に使われていたということを知り、驚くとともに自分の無知を恥じた。このような「トリアージ」の語の拡大的変質は、その概念が戦場での軍事トリアージや災害現場でのトリアージ（すなわち負傷兵士や負傷者の搬送での優先順位の決定）から、医療施設内の救急医療での治療の優先順位の決定へとその概念が拡大したことをきっかけに、その延長線上に起きてきたものと思われる。すなわち、たとえば救急外来の待合室にいる患者について、到着時間順ではなく、緊急性がより高い（すぐに診察と治療が必要と思われる）患者を優先して早く診察し治療するというような振り分けについて、この「トリアージ」という語が使われるようになったことである。この場合、平時で医療施設に十分な余裕があるときならば、それは「単なる優先順位の判断・決定」にすぎず、その選別によって治療が受けられなくなったり命を落としたりする患者が出るわけではない（もちろん、その選別と決定が不適切だった場合にはそのような患者が出てくることはありうるにしても）。そういう意味では、非常時での医療資源の希少性や患者の選別（やむなく見捨てられる患者が出ること）が強調されていた従来の

「トリアージ」概念からすると、かなり異質な要素をもっているわけである。このような平時の救急外来での患者の優先順位決定は、日本では「院内トリアージ」としてかなり前から制度化されており、たとえば保険点数の計算においても「院内トリアージ実施料」（二〇一二年の診療報酬改定で始まった診療報酬科目）というものが制定されてきた。

さらに「トリアージ」の語は、こうした拡大的な用法さえ超えて、明らかに誤用と思われるようなものにまで広がっている。たとえば、二〇〇九年に初版が出ている日本薬剤師会の「一般用医薬品販売の手引き」という文書には、「1、一般用医薬品の使用が、消費者本人に適しているか否か。2、医療機関への受診を勧める必要があるか否か。3、生活指導（養生法を含む）で対応可能か」という状況評価について「トリアージ業務」という言葉が使われており、「セルフメディケーションにおける薬剤師が果たす役割において、トリアージ業務は極めて重要なステップ」「適切なトリアージ業務は、消費者の抱える問題を速やかに解決することに役立ち、いわゆる「コンビニ受診」と言われる安易な医療機関の利用等の問題解決の一助となろう」(4)と述べられている。また、翌二〇一〇年には、『電話でトリアージ』(5)という書籍も刊行されている。これは、救急の看護師が患者や家族からの電話を受けた際に、短時間で有用な情報を得るためのオリジナルな問診票とその解説が載っている本で、その問診票に沿って質問を投げかけていくことで状況を判断し、来院方法や応急処置を伝えることを「電話トリアージ」と呼んでいる。さすがにこれは「トリアージ」という語の誤用と言うべきだろうが、こうしたところにまで、日常的に「トリアージ」の語が広まっているということには注意しておく必要がある。

起こりうる誤解

「トリアージ」という語がずいぶん異なった意味で使われているということうした事実が、あらぬ誤解や混乱を引き起こす可能性については容易に想像できるだろう。たとえば、「トリアージ」の語が新型コロナウイルス感染者に対する入院の必要性を判断するための診察という意味で用いられている前述の「中国新聞」の記事を見たときに、筆者が想像したのは次のような事態だった。ある感染者の濃厚接触者がPCR検査を受け、陽性と判定されたとする。この人は七十歳ではあるが、基礎疾患（持病）もなく健康で、この時点ではまったく無症状だったとしよう。この人が病院で「トリアージ」なる診察を受けた結果、重症化する可能性は低いと判断されて自宅待機になったとする。しかし数日後、急激に症状が悪化して（新型コロナウイルス感染症ではまれなことではない）救急車で病院に搬送され、治療を受けたが不幸にして亡くなってしまった。こうしたときに、その家族が、別の意味の「トリアージ」についての情報、たとえば高齢者はトリアージされて人工呼吸器をつけてもらえない可能性があるとか、そのことをめぐって障害者団体や人権団体が抗議の声をあげていることや生命倫理に関する議論が起こっていることを知ってしまったら、どうなるだろうか。実際に亡くなった患者は決して高齢を理由に入院させてもらえなかったわけではないにもかかわらず、そこで同じ「トリアージ」の語が使われていることで、あらぬ誤解が生じる可能性は十分にあり、場合によっては訴訟にまでつながるかもしれない。

2 「トリアージ」なき選別

筆者の叔母の例

コロナ禍で、高齢者が重症化して人工呼吸器などによる治療が必要になった際、高齢を理由に人工呼吸器をつけてもらえない、という可能性に言及したところで、筆者が身近に見聞きしたもう一つの例を取り上げて考えてみたい。

この例については、すでに筆者は共編著『見捨てられる〈いのち〉を考える』において「八十歳近い高齢者で私の大変よく知っている人[6]」に起きた例として言及しているが、この人は筆者の叔母（当時七十八歳）である。叔母は二〇二〇年七月に感染者の濃厚接触者としてPCR検査を受けたところ陽性と判定され、入院することになった。入院時には微熱があったぐらいで症状は軽かったが、もともと糖尿病の持病があったことも影響してか、次第に肺炎の症状が悪化し、高熱が出て、咳で呼吸も苦しくなってきた。そして、これ以上悪化すると人工呼吸器による治療が必要になり、人工呼吸器がある重症者専門の病院に移さなければいけないかもしれないという状況になったとき、その息子（筆者の従弟）に病院から電話がかかってきたという。なんと「患者さん〔叔母〕本人が「延命治療はいらない」という意思表示をされているので、重症者専門の病院には移せない」というのが病院側の説明だった。この「意思表示」というのは、叔母が入院時、つまりまだ症状が軽かったときに確認をとられたものだった。そこでどのような説明がおこなわれたのかはよくわからないものの、叔母は「延命治療」がどういうものかということもよくわからないまま、「もう歳だし、無理やりに機械で生かされたりするのはいやだ」ということで、延命治療は「希望しません」という欄にマルをしてしまったようだ。「延命治療」という言葉に「悪いもの」というイメージがつきまとっている現在、同じようにある種の軽い気持ちで「延命治療はいらない」といった意思表示をする人は多いのではないかと思われる。病院の説明にあわててしまった従弟は、電話で母親を必死で説得し、前回の意思を撤回して人工呼吸器による延命治療を「希望する」という欄にチェックを入れ直したという。幸い、アビガンとステロイドの治療によって叔母の肺炎はその後次第に回復に向かい退院することができたので、人工呼吸器を必要とするような状況にはならなかったのだが、身内の一人としてはかなりゾッとするような話だった。

「トリアージ」はされていないのに……

ここで考えてみてほしい。同じようなパターンになった場合、もし患者が一人暮らしの高齢者だったり家族が意思を撤回するよう説得したりしなければ、人工呼吸器による治療が必要になってもそれを受けられず、治療を受ければ助かったかもしれないような患者がそれによって亡くなってしまうということだ。もちろんこの場合、「本人の意思」によって「延命治療を拒否した」ことになってしまうので、「トリアージ」という言葉はまったく使われないだろう。にもかかわらず、そこでは「延命治療」という言葉のマイナスイメージを利用した、ある種の誘導のようなものがおこなわれているといわざるをえないのではないか。ここで思い出されるのは、前述した共編著『見捨てられる〈いのち〉を考える』のなかで島薗進がたびたび挙げているスウェーデンの例である。[7]

スウェーデンはほかの欧米諸国と違い、新型コロナへの対応としてロックダウンをしなかった国だが、COVID-19による死者はとても多く、特に高齢者の介護施設で多い。この背景として大きいのは、スウェーデンである時期に、医療費削減や介護費用の節約のため、高齢者に対する医療を制限するような医療福祉制度改革がおこなわれたことだといわれている。そのため、現在のスウェーデンは八十歳以上の高齢者には人工呼吸器をつけないということに対して国民的合意があるようだ。こうした慣習の上に立ってスウェーデンでは、介護施設で新型コロナのクラスターが発生しても、肺炎が重篤化した高齢者を病院に搬送しないでそのまま看取る、ということになっていたわけである。このような場合、人工呼吸器による治療についていわゆる「トリアージ」がおこなわれ、そこで高齢を理由として治療から排除される患者が出た、というわけではない、ということに注意しよう。つまり、「医療崩壊」と呼ばれるような緊急事態になり、通常の医療体制であれば救命治療を受けられるような人をやむをえず治療から排除せざるをえない状況になったときに、一定の基準で治療する人を選別するということが「トリアージ」だとすると、スウェーデンにおいて八十歳以上の高齢者には人工呼吸器はつけないという（コロナ禍以前からの）慣習は、いわば「トリアージ」以前の段階ですでに「選別」されてしまっている状況だということができるだろう。

しかし、結果として、治療を受ければ命が助かるかもしれない高齢者が排除され、見捨てられているということには変わりはない。先に挙げた筆者の叔母のような事例は、人工呼吸器による治療は受けないと本人が希望している（少なくともその同意を得ている）のだからスウェーデンのような例とは違うのではないかと考える向きもあるだろうが、そうではない。このことについてはのちほど説明する。(8)

ともあれ、こうした事態のことを本章では「トリアージなき選別」と名づけてみたい。これは前節で書いたような、そこに「治療から排除される人」や「それによってやむなく死に追いやられる人」を含まないような「トリアージ」という語の使い方、すなわち「選別なきトリアージ」と対照的な関係になっているといえる。すなわち、一方では、「トリアージ」という言葉が拡大運用されて医療における「日常的な業務」について用いられるようになってきているのに対し、他方では、「トリアージ」という言葉を使わないまま、ある種の「いのちの選別」が日常的におこなわれるようになってきている。この二つの事態が同時に進行しているということである。

3　生命倫理問題のなかの「トリアージ」

医療資源配分をめぐる倫理問題

問題をもう一度整理しよう。「トリアージ」についての定義はさまざまだが、ここでは『生命倫理百科事典（Encyclopedia of Bioethics）』第三版の「トリアージ」の項における冒頭の文章を引いておく。そこでは以下のように述べられている。

「トリアージとは、治療の優先順位を決定するために患者達を医学的に評価することである。医療資源が限られている時、また、全ての患者に対する緊急の治療が不可能な時、最も効果的に資源を使用するために患者は分類（sorted）される。トリアージの方法は軍事医療でまず開発され洗練され、その後災害と救急医療に及んだ[9]」

これからすると、「トリアージ」とは単に治療の優先順位をつけることでもないし、単に有限な医療資源（医療資源は常に有限である！）を配分することでもない。すべての患者に必要な治療を直ちに提供できないような「緊急時」に、本来（平時）であればすぐに治療を受けられる（受けるべき）患者の一部が治療や治療へのアクセスから排除される、という点にその本質があるといえるだろう。そこでは「全体の利益のためには個人の利益を犠牲にせざるをえない」ことが前提になっていることに注意しよう。

これまでの生命倫理学（バイオエシックス）のなかで、「トリアージ」は「医療資源配分」という大きな問題群の一部として議論されてきた。医療資源配分についてはは、もともとは一般的にⓐミクロ配分（どの患者がその医療サービスを利用できるか）とⓑマクロ配分（社会がその医療サービスを利用できるようにすべきかどうか）に分けられ、ⓐは医療倫理学の問題、ⓑは医療経済学や医療政策学の問題とされてきたが、一九八〇年代後半ぐらいから、その両方が生命倫理学の領域で議論されるようになってきた。医療資源配分については、実際には、「ミクロ配分」と「マクロ配分」という二つに単純に分けられるわけではなく、よりミクロな配分からよりマクロな配分に至るいくつかの段階での多層的な選択の構造になっている。たとえば人工腎臓（人工透析の器械）の数が、それを必要とする患者の数に満たない場合を考えてみよう。そこで、もっともミクロなレベルの選択は、①人工腎臓が一台しかなく二人の患者がそれを必要としている場合、そのどちらに人工腎臓を使うべきか、といったものになる。そして、それよりもマクロな配分問題として②人工腎臓をもっと増産すべきか、あるいはその費用を既存の医学的知識による腎臓病予防に使うべきか、という選択があり、さらに③既存の医学的知識による腎臓病予防にお金を使うのか、腎臓の基礎的研究にそれを使って医学的知識を拡充すべきか、という選択がある。そして、さらにマクロなレベルでは、④腎臓病の医学研究にそのお金を使うべきか、ほかの病気（心臓病や脳卒中）の医学研究に使うべきか、という選択があり、⑤人の生活の改善のために医療や医学研究に投資すべきなのか、食料や住宅に投資すべきなのか、という選択があるというわけだ。

こうした医療資源配分の階層構造のなかで、「トリアージ」というのはもっともミクロなレベルでの選択に関わるものだといえる。前述の①から⑤のどの選択においても、少なくともその決定によって、間接的には特定の患者が有利になったり不利になったりすることはありうるわけだが、①のレベルでの選択の場合、その決定によって直接にある特定の患者が治療を受けられなかったり死に追いやられたりするという事態が発生してしまうことになる。

トリアージの選別基準

さて、「トリアージ」はどのような基準でおこなわれるのだろうか。トリアージの選別原理としては、大まかにⅰ平等主義的トリアージとⅱ功利主義的トリアージに分けられるとされていることが多い。ⓘは患者の医学的ニーズ（基本的には救命可能性）に基づいて優先順位を決定し、患者を選別するものであり、ⓘⓘは医学的ニーズ以外のもの、とりわけ患者の「社会的効用」を加味してそれをおこなうものである。ⓘⓘの極端な例は戦場での負傷兵のトリアージについてのあるタイプの選別方法である。そこでは、負傷した兵士が治療によって回復して再び兵士として戦場に赴くことができるか否か、が選別の基準になる。この場合、たとえその兵士が、病院に送れば命を救うことができるような状態だったとしても、負傷の程度がひどくてもはや兵士としては使いものにならないと判断されれば、病院に搬送せずにその場に見捨てていく、ということになる。もっとも、これは極端な例であって（太平洋戦争中の日本の軍医はこのトリアージを徹底するよう教え込まれていた）、戦場でのトリアージにおいても、元来はⓘの平等主義的トリアージであり、そうしたトリアージも実際にはおこなわれているし、ⓘⓘのようなトリアージはおこなってはいけないという主張もある。ただ、戦争に関係した「社会的効用に基づくトリアージ」としては、もう一つの有名な事例がある。第二次世界大戦中のアメリカで、当時は高価で少量しか生産できなかった画期的な新薬の抗生物質であるペニシリンを、重症の傷病兵の治療にではなく、兵士の性感染症（梅毒など）の治療に優先的に使ったという例である。治療すれば兵士として即戦力になるという「社会的効用」を優先したわけだ。

他方で、たとえ救命可能性のみを選別の基準とする場合でも、救命人数の最大を目指すことで全体の利益が個人の利益に優先することや、現実には特定の患者が治療から排除されていること（基礎疾患や障害をもっていることが救命可能性に影響しないとはいえないため、この判断は曖昧である）などから、すべてのトリアージは功利主義的だという主張もある。

一般に、救命可能性を基準としたトリアージの標準的な分類としては、①緊急（Immediate：直ちに治療しないと生命が危険なもの）、②延期可（Delayed：専門的治療処置は必要だが、時間が少し遅れても大きな問題がないもの）、③最小（Minimal：ほとんどあるいはまったく専門的治療処置を必要としないもの）、④待機的（Expectant：治療しても救命可能性がないもの）の四つに分けられ、災害現場などでは①に赤、②に黄、③に緑、④に黒のタグを付ける。（平時の）救急医療でのトリアージについては、いくら患者が絶望的な状態であっても最後まで救命のための努力をすることになるので、この④（黒タグ）はない。前述したように、現在「緊急時でもなく」「十分に医療資源がある状況で」患者の治療の優先順位を決定することについても、同じ「トリアージ」の語が使われるようになってきているのは、このように、たとえ絶望的な状況であってもまだ生きている患者には最後まで救命処置をおこなうという救急医療の現場にこの「トリアージ」という言葉が浸透したことによる部分が大きいと思われる。

もっとも、それでは救急医療の現場では、特定の患者を救命治療から排除することはまったくおこなわれていないのかというと、そうでもないことがわかる。たとえば「ＩＣＵトリアージ」と呼ばれているものにおいて、末期がんの患者や認知症の患者はＩＣＵには入れないという原則があるが、これなどは救命可能性以外の基準（この場合は救命することで社会復帰が可能かどうかについての判断）によって患者を選別しているといわざるをえない。また、「救命可能性」についても、救命した場合の「生存年数」を基準にすれば明らかに高齢者は不利になるし、「生存年数」ではなくＱ

ALY（Quality Adjusted Life Year：質調整生存年、生存年数に0～1までの数値で示されるQOL指数をかけて算出）を基準にしたりすると、高齢者だけではなく、複数の疾病をもつ人やさまざまな障害のある人にも不利になるだろう。こうしたことを考えてみれば、医学的ニーズだけを考慮しているのか社会的効用も合わせて考慮しているのかということを単純に二分することは不可能であり、どのようなトリアージも功利主義的であり、社会全体の利益のために特定の個人を犠牲にするような構造を必然的に含んでいるという見方のほうが現実にかなっているように思われる。

4 「いのちの選別」に向かう時代のなかのトリアージ

障害者の「トリアージ」恐怖は杞憂か

本章の冒頭で述べたように、とりわけ障害者団体のように、「トリアージ」それ自体が「いのちの選別」であるとして、それを恐れ批判している人々がいる。それに対して、コロナ禍で「医療崩壊」に至った場合のトリアージは絶対に必要なものなのだから、冷静にその基準について議論すべきだという立場の人々は、こうした意見に眉をひそめ、彼らの恐怖を杞憂だと断じることも多い。しかし、そうはいえないというのが、筆者の考えである。

この点について、二つのことに注意しておきたい。一つは、「医療崩壊」と呼ばれるような緊急時にはトリアージが絶対必要であるということは認めるにしても、まずはそうした事態を引き起こさないようにするための最大限の施策が遂行されているのかどうかということを曖昧にしてはならない、という当たり前のことである。これはたとえば、いわゆる「安楽死」について議論する際に、患者の耐え難い苦痛をできるだけ緩和するための十分な医療やケアがなされているのかどうかを抜きにすることはできないのとよく似ている。もう一つは、選別された患者が治療から排除されて死に追いやられてしまうような「トリアージ」というものが、「医療崩壊」といった（少なくとも日本ではまだ到来していないと考えられている）最悪の事態に関する問題に限られるのか、ということである。少しわかりにくい表現になってしまったが、第２節で論じてきたような事柄、すなわちまだそこまで医療の逼迫が悪化していない時点で、「トリアージ」という言葉は使われないままに、現実に高齢者や障害者などの特定の人々が救命治療から排除されるような事態が起きているということ（トリアージなき選別）を認識することが重要である。そして、少なくともそのような「いのちの選別」という事態は、なにも新型コロナウイルス感染症の重症患者に対する人工呼吸器やＥＣＭＯによる治療に限られたものではなく、日常のさまざまな医療のなかですでに暗黙のうちに進行しているということである。こうした事態について常日頃から意識せざるをえなかった障害のある人々などが、コロナ禍での「トリアージ」に対して恐怖を覚えるのは決して杞憂などではない。この機に「トリアージの基準を議論して決めておこう」などといっている学者や政治家は、むしろこのような暗黙のうちにおこなわれてきた「いのちの選別」について、「緊急時」という名目を立てて堂々と正当化しようとしているのでは、という疑念を向けられているような面もある。

現代医療における「いのちの選別」と「死なせるベクトル」

こうした日常の医療での「いのちの選別」の進行という事態については、「優生思想」という概念も絡めつつ、近年いくつかの批判的著作が立て続けに出版された。「毎日新聞」の記者二人が紙面に連載したものを書籍化した『ルポ「命の選別」』[10]、二〇一九年末に東京大学駒場キャンパスでおこなわれた公開シンポジウムを発展させた『〈反延命〉主義の時代』、二〇年に三回にわたっておこなわれた緊急Zoomセミナーをもとに書籍化した拙編著『見捨てられる〈いのち〉を考える』の三冊である。

出生前診断や着床前診断、脳死臓器移植、安楽死・尊厳死など、具体的にどのような医療の局面で、どのようにして「いのちの選別」が進行しているといえるのか、という詳細については本章で述べる余裕もないので、ぜひこれらの著作を参照してほしい。ここで述べておきたいのは次の二つのことである。一つは、こうした「いのちの選別」が、妊娠・出産という「いのちの始まり」をめぐる領域と、死という「いのちの終わり」をめぐる領域でほとんど同時に進行しており、両者の間には相似的な構造があるということである。筆者はこのことを広い意味での「生命操作」の問題として捉えて論じてきた。[11]筆者の考えでは、現代医療とそれを支える社会が期せずして一つの「生命操作システム」のようなものを作り上げており、そこでは最先端の生命科学技術や医療技術を駆使して、より長命、より健康、より高い能力や生産性を目指すような「死なせないベクトル」と、それが尽きたときにはさっさと死に至らせて生を諦めさせるような「死なせるベクトル」という一見正反対にみえるような動きがセットになっている。この点については筆者のこれまでのいくつかの著書・論考を参考にしていただきたいが、ほかならぬ「トリアージ」の問題もまた、この「死なせるベクトル」の一部であり、実際には死ななくてもいい人が死に追いやられているにもかかわらず、その死を本人にも周りの人にも「仕方がないもの」、(場合によっては)「よいもの」として納得させてしまうような言説システムがそこにセットになっている点で、安楽死や脳死臓器移植とも似た構造をもっている[12]。

もう一つは、こうした現代の「いのちの選別」は、旧来の優生学・優生思想のような国家の社会政策としての強制的な性格をもったものではなく、むしろ個人の選択や自己決定という形態(見せかけ)をとって進められているということである。しかしながら、現実に重い病気や障害を抱えた人たちが十分なケアやサポートを受けにくく、そのような人が生きていくための、あるいはそのような人を産み育てていくための情報提供も十分でないような社会のなかで、個人に「生きるか死ぬか」「産むか産まないか」という選択をさせたら、「死ぬ」「産まない」という方向に強い圧力がかかってしまうのは火を見るよりも明らかだ。そして、そのような個人の「選択」を重ねた末に特定の病者や障害者がほとんど排除されてしまった社会というのは、そのような人たちを「生きるに値しない生命」として国家権力によって強制的に選別し排除していく社会とあまり変わらないだろう。

生命倫理学と感染症社会

個人の「選択」なのか、あるいは国家的な「強制」や全体の利益のための「選別」なのかという問題、一見前者のような装いをもって後者のような動きが進行しているという事態については、より広い文脈、特に「生命倫理学」というものがこれまでどのようなはたらきをしてきたのかという歴史的な文脈において考える必要がある。もう紙幅も残り少なくなったが、最後にこの点について瞥見しておこう。

生命倫理学、少なくともアメリカを中心とする英米系のバイオエシックスでは「患者の自己決定権」や「インフォームド・コンセント」が最も重視されてきた。ここには、基本的に「選択肢は多ければ多いほどよい」「選択の幅を不当に縮めてはいけない」という前提がある。そうした英米系の生命倫理学は、一方では先端医療技術（体外受精などの生殖補助技術、出生前診断や着床前診断、脳死臓器移植など）を社会に軟着陸させ、基本的には推進させるはたらきをしてきた。他方で、生命倫理学は「死の自己決定」を「個人の権利」として保障するというように、安楽死や尊厳死という人為的に人の命を絶ったり縮めたりする行為についておおむね肯定的な態度を示してきたといえる。この両面については、先に述べたような「生命操作」に関する筆者の見解、すなわち生命操作での「死なせないベクトル」と「死なせるベクトル」の相補性と一体性という観点からも理解できる。

こういう生命倫理学の基本線からすると、トリアージの問題は、「個人の権利」よりも「全体の福利」や「社会防衛」が、「同意原則」よりも「強制的介入」が前面に出ている点で、一見それとは対極にあるような発想を必要としているようにみえる。

ここで考えておかなければならないのは、こうした個人の権利や自己決定を重視する生命倫理学というものが、一九六〇年代から八〇年代の前半にかけて世界的に感染症が例外的に下火だった時期に成立し発展したという歴史的事実である。たとえば、生命倫理学（バイオエシックス）の成立要因の一つとして、五〇年代以降の先進国での疾病構造の変化、すなわち感染症などの急性疾患や栄養不良などから、がんや心臓疾患などの慢性疾患に医療の主たるターゲットが移行したことを挙げる研究者もいる。(13)毎年の死亡者の三人に一人はがんで亡くなっている現在から見ると不思議な感じさえ受けるが、七一年十二月二十三日に時のアメリカ大統領リチャード・ニクソンは「第二次大戦で死亡したすべてのアメリカ兵よりも多くのアメリカ人が今日、がんで亡くなっている」(14)と述べ、国を挙げて「がん撲滅」に取り組むと宣言してがん対策法に署名し、ＮＡＳＡ（アメリカ航空宇宙局）の予算を大幅に削って、ＮＩＨ（アメリカ国立衛生研究所）に多額の予算をつけたという話は有名である。そして、八〇年にはＷＨＯが「天然痘根絶宣言」をおこない、「人類は感染症を克服した」という声さえ聞かれた、そうした時代に個人の権利や自己決定を重視する生命倫理学は成立し発展したのである。

もちろん、感染症は克服などされなかった。一九八〇年代後半から九〇年代にかけてエイズ（ＡＩＤＳ）が大きな社会問題になった。しかし、エイズの場合、それが性感染症であることや（ゲイや麻薬常習者の病気であるという）当初の偏見の影響で、患者の権利運動が強く、「個人の権利」が前面に出たために、公衆衛生的・社会防衛的発想はあまり表立っては出てこなかった面がある。しかし、二〇〇〇年代以降に、重症急性呼吸器症候群（ＳＡＲＳ）、エボラ出血熱、新型インフルエンザ、中東呼吸器症候群（ＭＥＲＳ）、そして今回の新型コロナウイルス感染症による世界的パンデミックという新たな感染症の時代を迎え、個人の権利を縮小して全体の福利を目指した公衆衛生的で社会防衛的な対処を優先するような倫理的・社会的議論が盛んになってきた。トリアージをめぐる議論がこのような歴史的な文脈のなかにあるということは知っておくべきだろう。

他方で、これまで個人の自己決定やそのための情報提供を金科玉条としつつ、生命倫理学、とりわけ英米系のそれは、医療やその情報へのアクセスの不平等や社会的差別、優生思想的な発想に対しては概して鈍感で、結果的には社会的な効用に基づいたいのちの選別や弱者の排除に加担してきたという面がある。[15] これは先に挙げた、いのちの選別をめぐる近年の批判的な著作のいずれにおいても指摘されている事実である。

このような広い歴史的な文脈を考えてみたとき、トリアージをめぐる議論というのは、決してトリアージや医療資源配分だけに関わる問題なのではなく、現代のさまざまな生命倫理問題とも、そこでの「生命倫理学」のあり方への問いともつながっていることが理解できるだろう。ある意味で、「緊急時」という錦の御旗のもとで、そうした（隠れた）選別と排除を正当化するような議論によって先導されてきた、という言い方もできるかもしれない。「トリアージ」という語をめぐる混乱と錯綜、ある種の分断は、本章で「選別なきトリアージ」と名づけた「トリアージ」の語の日常への浸透が進む一方で、「トリアージなき選別」と名づけた事態が現代の医療をめぐるさまざまな局面で同時に進行してきたことによって生み出されたものなのである。

注

（1）このことについては、美馬達哉の次の論考が明快に跡づけている。美馬達哉「多としてのトリアージ」、小松美彦／市野川容孝／堀江宗正編著『〈反延命〉主義の時代――安楽死・透析中止・トリアージ』所収、現代書館、二〇二一年

（2）アリシア・ウーレット『生命倫理学と障害学の対話――障害者を排除しない生命倫理へ』安藤泰至／児玉真美訳、生活書院、二〇一四年

（3）生命・医療倫理研究会「COVID-19の感染爆発時における人工呼吸器の配分を判断するプロセスについての提言」「生命・医療倫理研究会」二〇二〇年三月三十日（http://square.umin.ac.jp/biomedicalethics/activities/ventilator_allocation.html）［二〇二二年五月四日アクセス］

（4）日本薬剤師会「一般用医薬品販売の手引き」日本薬剤師会、二〇〇九年

（5）白川洋一／山崎誠士編『電話でトリアージ――救急看護のエッセンス』金芳堂、二〇一〇年

（6）安藤泰至／島薗進編著『見捨てられる〈いのち〉を考える――京都ALS嘱託殺人と人工呼吸器トリアージから』晶文社、二〇二一年、一〇一ページ

（7）同書七四―七六ページ

（8）日本では「医療崩壊」という事態は起きていないというのは間違いだし、そこで「トリアージ」がおこなわれたことはないというのも厳密には間違いである。「八割おじさん」の愛称で知られる理論疫学者の西浦博は、二〇二一年の春の大阪のデータをもとに、そこでは「医療崩壊」が起きていたこと、そしてその際には（患者個人の意向というレベルではなく）高齢を理由にした人工呼吸器治療へのアクセス制限（実質的にはトリアージであり、スウェーデンのそれと変わらない）による対処がな

されていたことを実証している。岩永直子「五輪開催中の東京で「命の選別」せざるを得ない事態も西浦博さんが分析する医療崩壊のリスク」「BuzzFeed News」二〇二一年六月二十七日（https://www.buzzfeed.com/jp/naokoiwanaga/covid-19-nishiura-20210625-1?fbclid=IwAR0GE7CtXXkhYXbtUbw9MEm0ZW27h_62fgX_B2W1DJpJn86QhzVfC-FyKfE）［二〇二二年五月四日アクセス］

（9）ジェラルド・ウィンスロー「トリアージ」渡辺邦彦訳、生命倫理百科事典翻訳刊行委員会編『生命倫理百科事典』所収、丸善出版、二〇〇七年、二二四三ページ

（10）千葉紀和／上東麻子『ルポ「命の選別」――誰が弱者を切り捨てるのか？』文藝春秋、二〇二〇年

（11）安藤泰至「生命操作システムのなかの〈いのち〉――生の終わりをめぐる生命倫理問題を中心に」、日本学術協力財団編『〈いのち〉はいかに語りうるか？――生命科学・生命倫理における人文知の意義』（学術会議叢書）所収、日本学術協力財団、二〇一八年、池上彰／佐藤優／松岡正剛／安藤泰至／山川宏『宗教と生命――激動する世界と宗教』ＫＡＤＯＫＡＷＡ、二〇一八年

（12）たとえば、高齢者に対して、第2節で紹介した筆者の叔母の事例のように、「延命治療」という言葉のマイナスイメージを利用して人工呼吸器による治療を諦めさせる方向に誘導しているという面がある。新型コロナウイルス感染症による肺炎に対する人工呼吸器治療は、それによってほぼもとどおりに回復することもあることを考えれば、悪い意味での「延命治療」というよりは「救命治療」であるはずだが。

（13）たとえば科学史家の米本昌平の『先端医療革命――その技術・思想・制度』（〔中公新書〕、中央公論社、一九八八年）など。

（14）「45年間、10兆円を使った米国「ガン戦争」の悔しすぎる顛末とは――イングリッシュ・ニュース・ブリーフ（2016_12_17）」「COURRIER JAPON」（https://courrier.jp/news/archives/70624/）［二

（二〇二二年四月二十八日アクセス）

（15）こうした面について生命倫理学を最も鋭く批判してきたのはアメリカの障害者運動である。前掲『生命倫理学と障害学の対話』を参照のこと。

おわりに

田坂さつき

二〇二一年八月二十九日におこなったシンポジウム「コロナ禍におけるトリアージの問題――世界の事例から日本を考察する」には、多数のご参加をいただいた。本シンポジウムを主催した日本学術会議哲学委員会「いのちと心を考える分科会」は現在、第二十五期になるが、第二十四期は私が委員長に就いて、ゲノム編集技術の生殖応用の正当性を問う提言を二〇年八月に発出した。同分科会では、第二十五期は、当初コロナ禍のトリアージの問題を審議し、賛否さまざまな立場があるなか世界の事情を考慮して広く議論を共有しようということになり、このシンポジウムを開催した。

当時、コロナ感染症に対して、日々医療者が必死で取り組んでいたが、医療が逼迫し、医療資源の不足が懸念されていて、人工呼吸器を備え人も物も十分に整った病床がきわめて限られているなか、これをどのように配分したらいいのかが深刻な問題になっていた。そのため一方で結果論に焦点を定めて、より効率的な医療の実施の必要を説き、トリアージもやむをえないとする議論がみられた。他方、そのような効率の良さからは漏れてしまう患者、そのいのちの尊厳を守るべきだとする議論があった。

コロナ禍の社会は決して戦場でも、事故現場でも災害現場でもなく、私どもの日常である。その日常でトリアージが、ひとえに医療資源の不足が理由で要請されようとしているわけだが、しかしコロナ禍が始まってもう二年になる現在、諸外国では、人間の尊厳の尊重という観点からその実施について議論されているにもかかわらず、日本ではこの種の議論が深まっていない。「やむをえない」こととして高齢者や障碍者が医療を受けられないのではないか、という危惧が広まっている。

本シンポジウムには、人工呼吸器を装着して療養されている進行性難病ALS（筋萎縮性側索硬化症）患者やその支援者が参加していた。参加者の意見のなかに、このような問題は本来は国会で議論してほしい、という声があったが、本シンポジウムに参加した参議院議員でALS患者の舩後靖彦氏が、ALS患者や支援者の要望を受けて、二〇二〇年四月に「新型コロナウイルスの感染拡大に伴う「命の選別」への声明」を発出している。そこでは、「高齢者や難病患者の方々が人工呼吸器を若者などに譲ることを「正しい」とする風潮は、「生産性がない人には装着すべきではない」という、障害者差別を理論的に正当化する優生思想につながりかねません。今、まず検討されるべきことは、「誰に呼吸器を付けるのか」という判断ではなく、必要な人に届けられる体制を整備することです」と主張し、「緊急経済対策の中で、人工呼吸器の増産や輸出拡大のための予算を計上するなどの取り組み（略）また同時に、集中治療室などで働く医療職、看護職の方々の人材確保や維持、治療・労働環境の整備、心身へのサポートを徹底して行うべき[1]」としている。舩後議員の声明は、人工呼吸器を装着して療養しておられるすべての方々、基礎疾患がある方々、高齢の方々の思いを代弁するものだが、日本政府はこれに応えた政策を実現することが強く求められている。

コロナ禍のトリアージの問題は賛否意見が分かれるものかもしれないが、おそらく共有できる基盤は、どうすれば「いのち」を大切にできるのか、という点である。本シンポジウムは当初の定員を三百人に増強し、報道関係、行政関係、医療関係の方々が多数参加した。オンラインでの開催になったため、多数の参加をいただいたにもかかわらず、各位の意見をうかがうことができなかったので、共催の日本生命倫理学会基礎理論部会と相談のうえ参加者にアンケートを実施することにした。日本学術会議のウェブサイトに結果を公表する予定だ。今後のシンポジウムなどの企画の参考にさせていただく。

このシンポジウムでの議論が、みなさんがこの問題をしっかりと考える足場の一つになり、それぞれが置かれた場で発信していただき、ともに「いのち」を大切にできる社会を作ることにつながれば、と「いのちと心を考える」分科会委員一同願っている。

最後に、本シンポジウムの書籍化にご尽力いただいた青弓社の矢野恵二さんにお礼を申し上げる。

二〇二二年一月三十一日

注

(1) 舩後靖彦「新型コロナウイルスの感染拡大に伴う「命の選別」への声明」「舩後靖彦 Official Site」(https://yasuhiko-funago.jp/page-200413/)［二〇二一年四月二十九日アクセス］

専攻は臨床倫理学、呼吸器内科学、患者安全
共編著に『倫理コンサルテーションケースブック』、共著に『倫理コンサルテーションハンドブック』（ともに医歯薬出版）など

島薗 進（しまぞの すすむ）
1948年、東京都生まれ
大正大学地域構想研究所客員教授、東京自由大学学長
専攻は宗教学、死生学
著書に『日本仏教の社会倫理』（岩波書店）、『日本人の死生観を読む』『ともに悲嘆を生きる』（ともに朝日新聞出版）など

一ノ瀬正樹（いちのせ まさき）
1957年、茨城県生まれ
武蔵野大学人間科学部教授
専攻は哲学、倫理学
著書に『いのちとリスクの哲学』（MYU）、『死の所有』（東京大学出版会）など

安藤泰至（あんどう やすのり）
1961年、大阪府生まれ
鳥取大学医学部准教授
専攻は死生学、生命倫理、宗教学
著書に『安楽死・尊厳死を語る前に知っておきたいこと』、編著に『「いのちの思想」を掘り起こす』（ともに岩波書店）など

［編著者略歴］

土井健司（どい けんじ）
1962年、京都府生まれ
関西学院大学神学部教授
専攻は宗教学、生命倫理学
著書に『救貧看護とフィランスロピア』（創文社）、『キリスト教は戦争好きか』（朝日新聞出版）など

田坂さつき（たさか さつき）
1959年、栃木県生まれ
立正大学文学部教授
専攻は古代ギリシャ哲学、臨床哲学
著書に『臨床哲学』（KADOKAWA）、『『テアイテトス』研究』（知泉書館）など

加藤泰史（かとう やすし）
1956年、愛知県生まれ
椙山女学園大学国際コミュニケーション学部教授、一橋大学名誉教授
専攻はカント、ドイツ観念論、近代日本哲学
編著に『スピノザと近代ドイツ』（岩波書店）、共編著に『尊厳と生存』（法政大学出版局）など

［著者略歴］

建石真公子（たていし ひろこ）
1953年、千葉県生まれ
法政大学法学部教授
専攻は憲法学、国際人権法学
共編著に『社会変動と人権の現代的保障』（信山社）、共著に『憲法の普遍性と歴史性』（日本評論社）など

鍾宜錚（ジョン イジェン）
1982年、台湾台北市生まれ
早稲田大学社会科学部講師（任期付）
専攻は生命倫理学
共著に『東アジアの尊厳概念』（法政大学出版局）など

竹下 啓（たけした けい）
1968年、埼玉県生まれ
東海大学医学部教授

コロナ禍《か》とトリアージを問《と》う
社会が命を選別するということ

発行———2022年5月26日　第1刷
定価———2400円＋税
編著者——土井健司／田坂さつき／加藤泰史
発行者——矢野恵二
発行所——株式会社青弓社
〒162-0801 東京都新宿区山吹町337
電話 03-3268-0381（代）
http://www.seikyusha.co.jp
印刷所——三松堂
製本所——三松堂

ISBN978-4-7872-3505-3　C0036